KB179721

뇌내혁명

뇌내혁명

腦內革命

삶을바꾸는
뇌 분비 호르몬의 비밀

하루야마 시게오 지음 · 오시연 옮김
한설희(건국대학교병원 자문교수) 감수

ひ 중앙생활사

한 세대 전만 해도 인간의 수명이 100세에 이를 수 있다는 것은 상상하기 어려운 일이었다. 하지만 의학의 발달과 풍요로운 생활 덕분에 더 이상 100세 장수는 꿈이 아니라 눈앞의 현실로 다가왔다. 호모 헌드레드homo hundred, 즉 100세 인생 시대가 도래한 것이다. 이제 모두가 직면하게 될 문제는 '100세 시대에 어떻게 삶의 질을 유지하면서 우아한 노년을 살아낼 수 있는가'이다.

이 책의 저자인 하루야마 시게오 박사는 좋은 생활 습관을 통해 우리 뇌 안의 엔도르핀을 활성화시키면 병에 걸리지 않고 삶의 질을 유지하면서 건강하게 살 수 있음을 역설하고 있다. 저자는 최신 근거 중심으로 의학에서 확인된 사항들을 자신의 오랜 경험에 접목시켜 건강을 지킬 수 있는 방법을 명쾌하게 제시한다.

항산화 물질이 풍부한 음식을 섭취하여 산화 스트레스와 염증 반응을 완화시키고, 나이에 따라 적합한 운동으로 근육을 강화시키며, 명상을 통해 엔도르핀 분비를 촉진시키는 것이 저자가 제시하는 건강을 위한 기본 골격이다. 이러한 과정을 통해 건강하고 행복한 몸과 마음을 100세 시대에도 유지할 수 있으며, 어쩌면 젊은 날보다 더 높은 삶의 질을 구가하며 우아한 노년의 생활을 만끽할 수도 있을 것이다.

18세기 미국의 정치가, 외교관, 과학자 그리고 저술가로 이름을 떨친 벤저민 프랭클린Benjamin Franklin이 남긴 명언 가운데 '1온스의 예방이 1파운드의 치료보다 낫다'는 구절이 있다. '뇌내 혁명'을 통해 이를 시행해보기를 권유한다.

한설희(건국대학교병원 자문교수)

뇌내 엔도르핀을 활용하면
건강하게 살 수 있다

　현대 사회에서 의사의 의료 행위로 고칠 수 있는 질병은 전체의 약 20%에 불과하다. 나머지 80%는 밑 빠진 독에 물 붓기 식으로 의료비를 낭비하고 있다고 해도 과언이 아니다. 후생노동성의 발표에 따르면 국민 의료비는 1994년 25조 엔, 2010년 37조 엔에 달했으며 2016년에는 42조 엔을 돌파했다고 한다. 실로 엄청난 금액이 낭비되고 있는 것이다. 그런데 의료 행위란 무엇을 의미할까?

　나는 어려서부터 동양의학을 접하며 자랐고, 성인이 되어서는 서양의학을 공부했다. 지금까지 동양의학과 서양의학은 완전히 별개이며 상반되는 분야로 인식되었다. 그런데 뇌생리학과 분자생리학이 발달하면서 현대 의학이라는 필터를 통해 동양의학을 설명할 수 있게 되었다. 예를 들어, 동양의학의 치료법인 침술은 뇌에서 나오는 마약의 일종인 엔도르핀과 흡사한 호르몬이라고 할 수 있다.

실제로 뇌에는 모르핀보다 1백 배 정도 강력한 작용을 하는 마약이 존재하고 있음이 발견되었다. 이 물질을 '뇌 속에 존재하는 내인성 모르핀endogenous morphine'이라는 의미로 줄여서 '엔도르핀endorphin'이라 부른다. 이 '뇌내 엔도르핀'이야말로 이 책의 주제라 할 수 있다. 그뿐 아니라 분자생리학 분야에서는 기공이나 명상이 호르몬 물질을 원활하게 분비시키는 데 효과적이라는 사실이 입증되었다. 이렇듯 현대 의학에서도 동양의학이 건강에 미치는 긍정적 효과를 인정하기 시작했다.

지금까지는 의사들이 병에 걸린 환자만 마주했다면 이제 동양의학과 서양의학을 결합하여 병에 걸리기 전, 이른바 '미병未病'의 단계에서 예방에 힘써 건강과 장수를 이루게 하는 데 관심을 갖게 되었다. 나는 이것이야말로 진정한 의료 행위라고 생각한다. 나 또한 궁극적으로는 '병에 걸리지 않게 하는 의료 행위'를 하고자 한다. 병을 사전에 방지하면 의료비가 급속히 줄고 병원에서 한 움큼씩 약을 처방받는 일도 줄어들 것이다. 동양의학에서는 '병에 걸린 사람이 오면 의사는 정중히 사죄하라'고 가르친다. 건강한 사람을 병에 걸리게 한 것은 의사의 책임이라는 의미이다.

　서양의학이 발달함에 따라 신약과 새로운 치료법이 잇달아 개발되었다. 하지만 그로 인해 파생되는 부작용 또한 중대한 문제로 부각되었다. 본래 인간의 몸에는 모든 질환에 대한 방어기제가 갖추어져 있으므로 그것이 정상적으로 작용하면 암이나 심장병, 뇌혈관 질환 등을 상당히 감소시킬 수 있다. 그런데 그 방어기제가 정상적으로 작용하지 않는다는 것은 평소 생활 방식과 식생활이 잘못되었다는 것을 의미한다. 그러므로 올바른 식생활을 하면서 호르몬이나 면역계를 효과적으로 통제하면 약과 같은 인위적인 방법에 의존하지 않고도 건강하게 살 수 있다.

　나는 이 책을 통해 뇌에서 분비되는 호르몬인 뇌내 엔도르핀을 잘 활용하면 건강하게 살 수 있다는 주장과 함께 그 근거를 설명하고자 한다. 동양의학에 기본을 두고 서양의학의 과학적 방식에 근거해 건강과 장수, 행복한 삶, 나아가 인류의 존재 목적까지 다루고자 한다. 현대 사회를 사는 사람들은 기본적으로 스트레스가 많다. 게다가 최근에는 고령화마저 빠른 속도로 진행되고 있다. 이 책이 건강을 추구하면서 양질의 삶을 사는 데 도움이 되기를 바란다.

이 책을 집필하는 과정에서 큰 도움을 준 후나이종합연구소의 후나이 유키오 회장에게 감사의 말씀을 전한다. 선마크 출판의 우에키 노부타카 편집장, 니혼 크리에이트사 가와키타 요시노리 사장 및 하베 리쓰코 씨에게도 감사의 뜻을 전하고 싶다. 마지막으로 책의 본문에서 인용한 문헌과 도서 가운데 주요 내용을 감사한 마음을 담아 참고문헌으로 기재했음을 밝힌다.

하루야마 시게오

1장

의학으로 증명하는 플러스 발상의 효과

2장 근육을 만들면 병에 걸리지 않는다

3장　젊은 뇌를 유지하는 식생활

4장 뇌가 젊으면 125세까지 살 수 있다

동양의학과 서양의학의
접점에서 치료한다

병에 걸리지 않게 하는 것이 진정한 의학이다

내가 의사가 되기로 결심한 것은 아쉬움과 안타까움 때문이었다. 나는 일본 교토에서 동양의학을 가업으로 삼은 가정에서 태어나 네 살 때부터 할아버지에게 모미 수업을 받았다. '모미'란 침과 뜸을 이용한 침구·지압술을 말한다. 침구·지압술에 관한 모든 내용을 전수받은 뒤에는 여덟 살이라는 어린 나이에 침술사 자격을 획득했고, 그 후 할아버지가 환자를 치료할 때 보조 역할을 했다. 나는 경험을 통해 동양의학이 인간의 몸 상태를 호전시키는 데 큰 도움이 된다는 사실을 알게 되었다.

그 후 서양의학을 접하게 되었는데 그 명확함에 놀랐다. 서양의학은 병에 관한 학문으로 질병의 원인과 치료 방법을 명확하게 설명할 수 있다. 엑스레이를 찍거나 여러 검사를 통해 수치를 들어 설명하는 등 동양의학과 달리 굉장히 설득력이 있었다. 동양의학은 허와 실, 양과 음 등의 말을 써서 진부한 느낌을 준다. 게다가 철학적인 설명으로 보통 사람은 들어도 이해하기 어렵다.

내 경험상 어느 쪽이 더 효과적인가 하면 생활습관병이나 만성피로에 의한 어깨결림, 요통 같은 증상은 동양의학이 단연 우세했다. 그런데 그 사실을 과학적으로 설명하기 어려우니 정말 아쉽고 안타까웠다. 동양의학이 얼마나 뛰어난지를 과학적으로 증명할 수는 없을까? 동양의학을 서양의학의 언어로 설명할 수 있다면 가능하지 않을까?

이후 나는 도쿄 대학에서 서양의학의 문을 두드리기에 이르렀다. 서양의학을 전체적으로 배우자 동양의학이 지닌 효력에 한층 더 확신을 갖게 되었다. 당장 내 생각을 펼칠 수 있는 병원을 세워야겠다고 마음먹었으나 '아직 시기상조다. 그만두라'는 선배들의 만류로 계획을 접어야 했다. '얼마간 남의 밑에서 경험을 쌓아 의사로서 인정을 받고 나서 시작해도 늦지 않다'는 선배의 충고에 따라 나는 몇몇 병원에서 소화기 계통 외과의로 경험을 쌓았고 마침내 병원을 세울 수 있었다. 지금으로부터 거의 30년 전의 일로 가나가와 현 주오린칸에 위치한 전원도시후생병원이다. 2010년 당시 병상 수는 260상이었으며 내과, 외과, 소아과 등이 있는 종합병원이다.

동양의학에 '미병未病'이라는 말이 있다. 병에 걸리기 일보 직전인 상태를 말하는데 그런 사람을 '병에 걸리지 않게' 하는 것이 동양의학의 목표이다. 또한 우리 병원의 목표이기도 하다. 요즘의 병원은 병에 걸리지 않은 사람은 진료하지 않는다. 정말 중요한 것은 병에 걸리지 않게 하는 것인데도 말이다.

우리 병원을 찾은 환자 중에 결혼을 앞둔 예비 신랑28세이 있었다. 그는 103kg의 고도 비만이었다. 예비 신부로부터 당장 살을 빼라는 재촉을 받고 다이어트 목적으로 우리 병원에 입원한 것이었다. 병에 걸린 것도 아닌데 입원하다니 팔자도 좋다고 생각할 수 있겠지만 우리 병원의 목적은 '병에 걸리지 않게' 하는 것이므로 이런 요청도 쾌히 받아들인다. 그는 입원한 지 40일 만에 15kg을 줄여 80kg대의 체중으로 퇴원했다.

예비 신랑과 신부는 날씬해졌다며 크게 기뻐했다. 다이어트에 성공했으니 정말 축하할 일이다. 그런데 본인에게도 말하지 않았지만 실은 이 사람은 젊은 나이에도 불구하고 고도 비만 탓에 무척 위험한 예비 환자 상태였다. 간 기능이 약화되고 콜레스테롤 수치도 높았으며 중성지방도 너무 많았다. 병명을 붙이자면 간염, 만성췌장염, 고콜레스테롤혈증, 고지혈증 등 얼마든지 붙일 수 있다. 그런데 다이어트를 목적으로 입원한 사이에 전부 정상 수치로 돌아왔다.

본인은 자신이 그렇게 위험한 상태였다는 것도, 그것이 개선되었다는 사실도 모른 채로 그저 다이어트에 성공했다고 신이 나서 퇴원했다. 이것이 바로 내가 바라는 의료 행위의 모습이다. '미병' 상태인 사람을 '병에 걸리지 않은' 정상인 상태로 돌려보내는 것이다.

뇌에서 엔도르핀을 분비하게 하라

우리 병원에서는 예비 신랑을 어떻게 치료했을까? 결론부터 말하면 '식사'와 '운동', '명상'이라는 세 가지 치료 방식이었다. 식사는 고단백·저칼로리식을 실천하게 하고, 운동은 근육을 키우고 지방을 태우게 했다. 명상은 본격적으로 하기는 어려우니 플러스 발상을 유도하고 명상실에 들어가 뇌파를 측정한다. 또한 동양의 학의 지압을 응용한 메디컬 마사지를 적절히 사용했다. 이런 방법으로 생활습관병 당첨 확률 백 퍼센트인 사람을 건강한 몸으로 돌려놓을 수 있었다.

불면증, 환청, 불행하다는 느낌으로 정신병에 걸리기 직전이었던 여성58세도 거의 같은 치료법으로 기운을 되찾을 수 있었다. 간 기능 장애가 있는 여성46세의 경우 날씬한데도 고지혈증에 지방간인 상태였다. 근육이 극단적으로 적고 지방만 있는 마른 비만이었다. 그 여성은 4주간 통원 치료를 받았는데 간 수치와 총콜레스테롤 수치가 정상으로 돌아왔다. 당뇨병과 고혈압으로 고생하던 남성63세은 의식이 몽롱한 상태에서 병원에 입원했다. 처음에는 어쩔 수 없이 인슐린을 처방했지만 얼마 지나지 않아 먹는 약으로 대체했고, 지금은 둘 다 사용하지 않는다. 이 남성의 치료 방법도 앞서 말한 세 가지 방식이다.

사실 이런 개선 사례에는 공통된 비밀이 하나 있다. 바로 이 책의 주제이기도 한 '뇌내 엔도르핀'이라고 불리는 호르몬이다. 인간의 뇌에서는 모르핀과 흡사한 것이 분비되는데 여기에는 사람의 기분을 좋게 만들고 노화를 방지하며 자연 치유력을 강화하는 대단히 뛰어난 약리 효과가 있다. 나는 그 물질을 '뇌내 엔도르핀'이라고 부른다. 이것이 지속적으로 분비되면 뇌뿐 아니라 몸 전체에 퍼져 모든 증상이 호전되는 효과를 보인다. 즉, 우리는 모든 약을 능가하는 우수한 제약 공장을 몸에 지니고 있는 셈이며, 나는 이 제약 공장을 능숙하게 이용한 것뿐이다.

뇌내 엔도르핀의 존재는 예전부터 알려졌지만 진통 효과 외에는 특별한 의미가 없다고 인식되어 오랜 시간 무시되어왔다. 그런데 최근의 연구 결과 엄청난 효력을 발휘한다는 사실이 밝혀졌다. 인간은 화가 나거나 스트레스를 많이 받으면 뇌에서 노르아드레날린이라는 물질이 분비된다. 이 물질은 호르몬의 일종인데 강한 독성을 지니고 있다. 자연계에 있는 독 중에서 뱀의 독 다음으로 독성이 강하다고 한다. 물론 뇌내에서 분비되는 호르몬은 미량이다. 하지만 항상 화를 내거나 스트레스를 받으면 그 독으로 인해 병에 걸리고 노화가 진행되어 수명이 단축된다. 우리 병원에 온 환자들의 경우만 살펴봐도 모든 병에는 노르아드레날린이 관여하고 있다고 봐도 무방하다.

한편으로 베타 엔도르핀이라는 호르몬도 있다. 이 호르몬은 뇌내 엔도르핀 중 가장 효과적인 물질이다. 이 두 물질 사이에 깊은 상관관계가 있다는 사실이 밝혀졌다. 다른 사람이 한 말을 듣고 불쾌감을 느끼면 뇌내에 독성이 있는 노르아드레날린이 분비된다. 반대로 기분이 좋아지면 베타 엔도르핀이 나온다. 노르아드레날린과 베타 엔도르핀 중 어떤 물질이 분비되는 게 좋은지는 굳이 말하지 않아도 알 것이다.

아무리 불쾌한 일이 있어도 상황을 긍정적으로 해석하면 뇌에서는 몸에 좋은 호르몬이 나온다. 반면 아무리 좋은 환경이어도 화를 내거나 남을 미워하거나 불쾌한 기분으로 지내면 몸에 좋지 않은 물질이 나온다. 만사를 플러스 발상으로 받아들이고 언제나 긍정적으로 살아가면 건강과 젊음을 유지하며 질병과 인연이 없는 인생을 보낼 수 있다. 힘들고 괴로운 일을 맞닥뜨렸을 때 부정적인 생각만 하면 노르아드레날린이 분비되지만, 그 일을 견디고 뛰어넘어 극복하면 뇌내 엔도르핀이 나오는 것이다.

우리는 맛있는 음식을 먹거나 성관계를 하면 쾌감을 느낀다. 운동이나 공부 또는 어떤 일을 성취할 때도 똑같은 쾌감을 느낄 수 있다. 남에게 도움을 주거나 사회에 기여하는 일을 하면서 심리적인 기쁨을 얻기도 한다. 어떤 일이든 마음가짐 하나로 몸이 좋아지기도 나빠지기도 한다는 것이 의학적으로도 증명된 셈이다.

뇌내 엔도르핀은 생활습관병도 막아준다

　뇌내 엔도르핀에는 더욱 놀라운 효과가 있다. 특히 베타 엔도르핀은 면역력을 강화하는 효과가 있다. 긍정적인 마음가짐만으로 세균이나 바이러스가 원인인 병을 피할 수 있다니 믿기 어렵겠지만, 뇌내 엔도르핀은 면역세포를 건강하게 만들기 때문에 에이즈와 같은 질병에도 저항할 수 있게 한다.

　실제로 에이즈 감염자와 접촉해도 어떤 사람은 감염되는 반면 어떤 사람은 무사하다. 또 감염 초기에 의사를 찾아갔다 해도 어설프게 치료를 받으면 오히려 발병 시기가 앞당겨져 결국 죽음을 맞이하기도 한다. 그러나 죽음을 각오하고 명상이나 기공에 몰두한 결과 몇 년이 지나도 발병하지 않고 건강하게 사는 경우도 있다. 이것은 뇌내 엔도르핀에 의한 면역력 향상의 결과라고 할 수 있다. 사실 에이즈는 누구나 걸리는 병은 아니다. 그러나 혈관 및 심장 계통 질환은 생활습관병이므로 거의 모든 사람이 걸릴 위험이 있다. 이런 병에도 뇌내 엔도르핀은 경이적인 플러스 효과를 발휘해준다.

불행히도 우리는 스트레스가 많은 사회에서 살고 있다. 심한 스트레스를 받으면 아드레날린 계통의 독성 호르몬이 분비된다. 이것도 적정량이 분비되는 동안에는 도움이 되지만 과다 분비되면 혈관이 수축된다. 혈관이 수축하면 혈압이 상승하고 혈관이 쉽게 막힌다. 뇌의 두꺼운 혈관이 막히면 뇌경색을 일으키고, 가는 혈관이 막히면 의식이 흐려진다. 그러나 뇌내 엔도르핀은 수축된 혈관을 원상태로 복구하여 혈액이 원활하게 흐르게 하는 역할을 한다. 생활습관병의 대부분이 혈관에 문제가 생겨서 발생하므로 뇌내 엔도르핀을 통해 생활습관병을 예방할 수 있다는 말이다.

또한 최근 화제가 된 나쁜 산소 중에는 활성산소가 있다. 활성산소는 우리가 들이마신 산소가 체내에서 바뀌는 것과 자연계에 그대로 존재하는 것으로 나뉘는데, 체내에 들어오면 노화 물질을 생성하거나 유전자를 손상시켜 각종 질병과 노화의 최대 원인으로 작용한다. 다만 활성산소는 달리기 등 몸이 에너지를 소비할 때 자연히 생성되는데 몸에는 산소의 독 활성산소을 중화하는 기능이 갖추어져 있다. SOD superoxide dismutase, 과산화물 제거효소라는 효소인데,

이것은 체내에서 합성된다. 활성산소가 발생해도 그에 대응하는 SOD가 만들어지면 문제가 없다. 그러나 뇌 발육이 멈춘 단계부터는 SOD를 생성하는 능력이 서서히 쇠퇴한다. 그리고 활성산소의 폐해가 점차 커져서 노화와 생활습관병을 촉진한다.

노르아드레날린 등 아드레날린 계통의 호르몬이 분비될 때도 활성산소가 발생하므로 뇌를 젊게 유지하기 위해서는 되도록 이런 물질이 분비되지 않도록 해야 한다. 최근 연구에 따르면 뇌세포가 젊으면 활성산소의 폐해가 적다는 사실이 확인되었다. 뇌내 엔도르핀은 뇌세포의 젊음을 유지하게 하므로 이 물질이 항상 뇌에서 생성되는 삶을 살면, 즉 플러스 발상을 하면 노화와 질병의 최대 적인 활성산소를 해치울 수도 있다는 말이다. 그뿐 아니라 기억력 향상과 의욕, 인내심, 창의력 발휘는 물론 인간관계를 원만하게 유지하는 데에도 뇌내 엔도르핀이 관계한다. 사람이 살아가는 데 필요한 모든 기능을 좋은 쪽으로 가져가는지 나쁜 쪽으로 가져가는지는 그 사람이 뇌내 엔도르핀을 얼마나 분비하는가에 달려 있다고 해도 과언이 아니다.

나는 이 책에서 지금까지 나의 경험을 바탕으로 뇌내 엔도르핀이 가진 효능과 뇌내 엔도르핀을 효율적으로 분비시키는 방법에 대해 소개하고자 한다. 자연계에는 마약인 모르핀이 존재한다. 모르핀은 중독될 위험이 있지만 뇌내 엔도르핀은 그런 위험이 전혀 없다. 그러면서도 마약 모르핀의 5~6배에 달하는 효력이 있다. 일부 사람들이 법을 위반하고 폐인이 될 위험을 알면서도 마약에 손을 대는 것은 모르핀이 기분을 좋아지게 만들기 때문이다. 하지만 신은 우리에게 뇌내 엔도르핀을 주셨다. 이것은 신이 내리신 계시가 아니겠는가!

유쾌하게 살아라. 유쾌하게 살면 항상 생기 넘치고 건강하며 질병과 인연을 맺지 않고 장수할 것이다. 뇌내 엔도르핀은 바르게 살아가려는 사람에게 신이 내려주신 선물이라 할 수 있다. 그러면 이제부터 신이 주신 선물에 대해 구체적으로 살펴보자.

1장

의학으로 증명하는
플러스 발상의 효과

마이너스 발상은 왜 병이 되는가? | 워커홀릭은 왜 일찍 죽을까? | 스트레스는 만병의 근원이다 | 활성산소의 해악을 어떻게 막을 것인가? | 술을 마실 때는 당당하게 마셔라 | 매슬로 박사의 인간 욕구 5단계 이론과 뇌의 작용 | 욕구 단계가 높을수록 쾌감도 커진다 | 약이 되는 물질과 독이 되는 물질 | 호르몬은 뇌의 정보 전달자 | 좋은 호르몬과 나쁜 호르몬, 무엇을 내보낼 것인가? | 인간의 마음을 과학으로 해명한다 | 지방량으로 수명이 결정된다 | 뇌내 엔도르핀에 도움이 되는 식사는 따로 있다 | 핵심은 식사, 운동, 명상 | '병은 마음에서 온다'는 옛말은 의학적으로도 옳다

1장 | 의학으로 증명하는 플러스 발상의 효과

마이너스 발상은 왜 병이 되는가?

최근 플러스 발상이니 긍정적 사고니 하는 말이 자주 들린다. 이 말은 일반적으로 '좋은 쪽으로 생각하면 스트레스를 받지 않는다', '뭐든지 긍정적으로 대하는 편이 결과가 좋다'는 의미로 이해된다. 그런데 의학 분야에서도 위와 같은 말들이 거론되고 있다. 몸과 마음은 언제나 대화를 나누며 '마음으로 생각한 것'은 추상적인 관념이 아닌, 실제로 물질화되어 '몸에 작용한다'는 사실이 밝혀졌다.

남에게 싫은 소리를 들어서 마음이 상했을 때 우리 몸에는 노화를 앞당기고 암을 유발하는 물질이 생성된다. 반대로 감사한 마음을 가지면 젊음을 유지하고 몸을 건강하게 만드는 물질이 생성된다. 그러므로 모든 일에 플러스 발상을 하는 사람은 질병에 강하다. 어지간해서는 병에 걸리지 않는다. 그러나 마이너스 발상만 하는 사람은 어이없을 정도로 쉽게 병에 걸린다. 외부 환경도 같고 생활 방식도 같지만 한 사람은 건강하고 활기찬데 다른 사람은 병약하다면 백 퍼센트는 아니겠지만 마음가짐의 차이가 그런 결과를 낳았다고 할 수 있을 것이다.

그렇다면 마음가짐은 우리 몸에 어떤 물질을 만들어낼까? 우리는 그 물질을 호르몬이라 부른다. 마음가짐과 연관된 주요 호르몬으로는 아드레날린, 노르아드레날린, 엔케팔린, 베타 엔도르핀 등을 꼽을 수 있다. 화가 나거나 긴장할 때는 뇌에서 노르아드레날린이, 공포를 느낄 때는 아드레날린이 분비된다. 호르몬은 세포와 세포 사이에 정보를 전달하는 물질로서 뇌의 지시를 세포에 전한다. 예를 들어, 분노라는 정보가 전달되면 노르아드레날린이 분비되어 우리 몸은 생기 있고 활동적으로 변한다. 그런데 노르아드레날린은 얼핏 보면 살아가는 데 꼭 필요한 물질 같지만 그에 못지않은 독성도 있다. 화를 내거나 강한 스트레스를 느끼는 상태가 지속되면 노르아드레날린의 독성으로 인해 병에 걸리거나 노화가 진행되어 일찍 죽게 되는 것이다.

반면 항상 웃으며 사물을 좋은 방향으로 해석하면 뇌에서 뇌세포를 활성화하고 몸을 건강하게 하는 호르몬이 생성된다. 이 호르몬은 젊음을 유지하고 암세포를 해치우며 기분 좋게 만든다. 건강하게 인생을 즐기며 암이나 생활습관병에 걸리지 않고 장수하고 싶다면 좋은 호르몬이 나오는 방식을 실천하며 살아야 한다. 사람을 기분 좋게 하는 이 호르몬이 바로 '뇌내 엔도르핀'이다. 물질 구조식이 마약인 모르핀과 비슷하다고 해서 그런 이름이 붙었다. 하지만 마약인 모르핀은 의존성과 부작용이 심각하지만 뇌내 엔도르핀은 그런 염려가 전혀 없다는 점에서 차이가 있다.

인간에게 쾌감을 주는 호르몬에는 20여 종이 있다. 작용 방식과 강약의 차이는 있어도 약리 작용은 거의 같으므로 이 책에서는 이러한 쾌락 호르몬을 통틀어 '뇌내 엔도르핀'이라고 부르겠다. 다양한 뇌내 엔도르핀 가운데 가장 강력한 쾌락 호르몬 물질은 베타 엔도르핀으로 그 효력은 마약인 모르핀의 무려 5~6배에 달한다. 이렇게 강력한 쾌감 물질이 우리 몸속에서 만들어진다는 것은 어떤 의미일까? 그것은 신이 우리 인간에게 '즐겁게 살라'는 계시를 내린 것과 같다.

인간은 종종 나쁜 생각을 하고 그 생각을 실행하기도 한다. 예를 들어, 어떤 사람은 '다른 사람을 밟고 올라서라도 내가 이득을

봐야겠다'고 생각한다. 그렇게 해서 한몫 두둑이 챙겼다고 하자. 또는 지위나 명예를 얻었다고 하자. 소망이 이루어졌으니 그 사람은 당연히 기분이 좋을 것이다. 기분이 좋으면 뇌내 엔도르핀이 분비된다. 그러나 그런 종류의 즐거움은 오래가지 못한다. 반드시 어딘가에서 일을 그르치게 된다. 이 세상과 사람들에게 도움이 되지 않는 일, 남들에게 원한을 사는 일을 하면 결국 뇌는 그 사람을 파멸의 길로 이끌게 된다.

나는 이렇게 해석한다. 신이 올바르다고 여기는 삶을 사는 사람만을 살리고 그렇지 않은 사람은 최대한 말살하는 메커니즘이 유전자라는 형태로 우리 몸에 남아 있는 것이라고 말이다. 인간의 뇌에는 선조의 기억도 입력되어 있으므로 그럴 가능성이 충분하지 않을까?

워커홀릭은 왜 일찍 죽을까?

인류는 이 세상을 이롭게 하기 위해 다양한 종교와 철학 사상을 만들어냈다. 요즘에는 자연을 비롯해 지구상의 모든 생명체와의 공생을 주장하는 사람이 점차 늘고 있다. 내가 존경하는 후나이종합연구소 회장이자 경영 컨설턴트인 후나이 유키오와 EM Effective Micro-organisms을 발견한 류큐 대학의 히가 데루오 교수도 공생을 제창한다. 나 또한 그 생각에 전적으로 찬성한다.

나는 의사이므로 의료 행위를 통해 새로운 세상을 만드는 데 기여하고 싶다. 이것은 나를 위해서이기도 한데, 이 세상과 사람에게 도움이 되지 않는 행위를 하면 뇌는 반드시 나를 파멸의 길로 유도할 것이라고 믿기 때문이다. 후나이 교수는 '우주에는 창조주의 의지가 작용한다'고 말한다. 그 의지가 유전자에 각인되어 있지 않을까? 우리 몸에는 그 의지에 적합한 것만을 남겨두고 부적합한 것은 소멸시키려는 메커니즘이 분명히 존재한다.

실제로 열심히 일할 때는 뇌가 활성화되면서 도파민이라는 호르몬이 분비된다. 도파민은 인간에게 의욕을 불러일으키는 호르몬이다. 이 호르몬이 분비되지 않으면 파킨슨병이나 치매에 걸리지만 반대로 과다 분비되어도 문제가 생긴다. 지나치게 많은 에너지가 소모되어 일찍 죽거나 조현병, 간질과 같은 증상이 나타나기 때문이다. 과거에 천재라고 불렸던 인물 중 상당수가 일찍 죽거나 뇌와 관련된 질병에 걸린 것은 도파민 과다 분비와 무관하지 않다.

　미친 듯이 일하는 워커홀릭이나 연이어 최고 실적을 갱신하는 사업가 중에도 도파민이 과다 분비되는 사람이 있다. 사업에 성공하려면 치열한 경쟁에서 이겨야 하므로 경쟁심을 불태워야 한다. 그러나 성공해도 뇌내 엔도르핀을 잘 활용하지 못하면 오래 살기 어렵다.

　다나카 가쿠에이田中角榮. 1918~1993. 제 64~65대 총리 대신을 역임한 정치가 – 옮긴이와 오사노 겐지小佐野堅治. 1917~1986. 일본의 실업가이자 국제흥업그룹의 창업자 –옮긴이는 열정적으로 일해서 정치와 사업 분야에서 대단한 성공을 거둔 유능한 인물이다. 뇌의 작용이라는 관점에서 볼 때 이들이 비교적 빨리 세상을 뜬 이유는 뇌내 엔도르핀을 제대로 활용하지 못했기 때문이다. 둘 다 경쟁 호르몬이 과다 분비되어 수명이 단축되었다고 볼 수 있다.

　남보다 뛰어난 성과를 거두려면 그만큼 많은 에너지가 필요하다. 에너지가 부족하면 큰일을 할 수 없다. 그런데 성과를 높이기 위해 에너지 출력을 높이면 병이나 죽음과 맞닥뜨리게 된다. 얼핏 이율배반적으로 보이지만 실은 훌륭한 대체 방법이 있다. 바로 뇌내 엔도르핀을 이용하는 것이다. 도파민을 팍팍 방출하면 에너지 소모로 인해 파김치가 되지만, 뇌내 엔도르핀이 함께 분비되면 약간의 도파민으로도 10~20배에 달하는 효과를 누릴 수 있다. 이처럼 뇌내 엔도르핀에는 지렛대와 같은 증폭 효과가 있다.

아무리 의욕이 넘쳐도 도파민이 과다 분비되면 부작용이 생긴다. 도파민과 노르아드레날린은 필연적으로 엄청난 활성산소를 방출하지만 뇌내 엔도르핀은 활성산소와 상관이 없다. 따라서 뇌내 엔도르핀을 활용해 소량의 도파민을 증폭시키는 것이 최적의 뇌 활용 방법이다.

예부터 수행을 많이 한 승려는 세상을 관조하며 인간을 감화하는 힘을 갖고 있었다. 또한 시대를 막론하고 장수하는 특징이 있다. 깨달음을 얻은 사람이 일반적으로 장수하는 이유는 무엇일까? 그들의 삶의 방식과 사고방식을 관찰해보면 뇌내 엔도르핀을 활용했다고 추정되는 예가 수없이 많다. 질병에 대항하는 힘이 강한 이유도 있겠지만 이것 또한 뇌내 엔도르핀 덕분이라고 할 수 있다. 이런 사람은 설령 강력한 에이즈 균이 들어와도 보통 사람처럼 발병하지 않는다. 면역력이 높아서 자연 치유력도 강하기 때문이다.

스트레스는 만병의 근원이다

긴장한 상태에서 일하면 스트레스를 받기 쉽다. 이것은 병의 원인이 된다. 암도 그렇다. 쥐를 이용해 암 발병을 연구한 유명한 실험이 있는데, 그 데이터를 보면 스트레스의 강도에 따라 암 발병률이 확연히 달라짐을 알 수 있다. 발암 물질에 의해 암에 걸릴 확률은 10%지만 그때 어떤 종류의 스트레스가 겹치면 암 발병률이 50%로 훌쩍 뛰어올랐다.

깨달음을 얻은 사람은 보통 사람이라면 스트레스를 받을 상황에도 동요하지 않고 뇌내 엔도르핀을 분비시킬 수 있다. 뇌내 엔도르핀의 작용으로 암에 걸릴 확률을 현저하게 낮출 수 있는 것이다. 쉽게 암에 걸리지 않는다는 것은 곧 다른 병도 잘 걸리지 않는다는 말이 된다.

대사 장애로 인한 생활습관병은 혈액이 맑지 않아서 발생한다. 그런데 뇌내 엔도르핀에는 혈액을 맑게 하는 힘이 있다. 혈액 순환이 잘 되지 않는 원인은 크게 두 가지이다. 하나는 스트레스인데, 스트레스를 받아서 노르아드레날린이 분비되면 혈관이 수축하면서 혈류를 막는다. 이 물리적 변화 자체도 좋지 않을뿐더러 그 뒤 발생하는 대량의 활성산소가 유전자를 손상하거나 과산화지질이라는 노화 물질을 생성해서 생활습관병에 걸릴 위험을 증폭시킨다.

혈액 순환 장애를 일으키는 또 다른 원인은 콜레스테롤이나 중성지방으로 인해 혈관이 막히는 경우이다. 하지만 전체적으로 보면 이런 물리적 요인보다는 스트레스 때문에 혈관이 막히는 경우가 더 많으므로 대부분의 생활습관병 계통 질환은 스트레스 때문이라고 할 수 있다.

정도의 차이는 있지만 우리는 어쩔 수 없이 긴장해야 할 때가 있다. 이렇게 스트레스를 강하게 받는 상태가 되면 누구에게나 아드레날린 계통의 호르몬이 분비된다. 적정량이 분비될 때는 이 호르몬이 도움이 되지만 한도를 넘으면 득보다 실이 많아진다. 혈압이 상승하는 것도 이 때문이다. 사람이 죽어갈 때 의사가 심장에 노르아드레날린을 주입하면 측정할 수 없을 정도로 떨어진 혈압이 순간적으로 상승한다. 응급 상황에서는 이런 성질을 이용하기도 하지만 평소에 그런 식으로 혈압을 올리면 당연히 건강에 좋지 않다.

혈압이 상승하면 혈류가 악화된다. 뇌가 건강하게 살기 위해서는 맑은 혈액을 타고 산소와 에너지 물질이 각 세포에 전달되어야 한다. 혈류가 나쁘다는 말은 산소와 에너지 운반이 정체된다는 뜻이므로 혈관이 수축하거나 막혀서 혈압이 높아질수록 몸 상태가 악화된다. 예를 들어, 산소가 운반되지 않으면 혈액 성분의 일종인 혈소판이 망가진다. 망가진 혈소판은 혈전이라는 덩어리로 변한다. 이 덩어리가 혈관이 막히게 하는 데 일조한다.

뇌의 건강을 위해서라도 과도한 혈관 수축은 바람직하지 않다. 그런데 혈관 수축을 일으키는 가장 큰 원인은 노르아드레날린이라는 호르몬에 있으며, 이 호르몬의 분비는 마음가짐과 감정에 의해 좌우된다. 그러니 플러스 발상이 얼마나 중요한지 짐작할 수 있을 것이다.

회사에서 상사의 질책을 받아 분노가 치밀어오른다. 하던 일이 잘 안되어 의기소침해진다. 아내와 다투어서 욱한다. 자녀의 성적표를 보니 어처구니가 없다. 모두 스트레스를 강하게 받을 만한 상황이다. 이 일들을 마이너스 발상으로만 받아들이면 노르아드레날린이 계속 방출된다. 하루 중 우리가 눈을 뜨고 있는 시간은 15~16시간 정도인데 그 시간 내내 노르아드레날린 같은 물질이 분비된다면 우리 몸은 어떻게 될까? 혈압이 점점 상승하여 혈관이 막히는 속도가 빨라질 것이다. 뇌뿐 아니라 모든 장기에 그런 현상이 일어나므로 생활습관병에 걸릴 위험이 커지고 노화가 앞당겨진다.

그렇다면 이때 어떻게 해야 할까? 뇌를 잘 활용해야 한다. 무슨 일이든지 한 번 경험한 일은 전부 뇌에 축적된다. 시간이 흐른 뒤 같은 경험을 하면 뇌는 과거의 기억을 끄집어내서 과거와 같은 대응을 하려는 경향이 있다. 예를 들어, 회사원이 '사장님이 부르십니다'라는 말을 들었다고 하자. 예전에 사장에게 호되게 꾸지람을 들었던 기억이 있는 사람이라면 '오늘도 깨지겠군'이라고 생각할 것이다. '칭찬받을 거야'라고 좋게 생각하기는 쉽지 않다. 아직 아무 일도 벌어지지 않았건만 머릿속에서 일어나는 불길한 상상만으로도 심장이 두근거리고 노르아드레날린이 폭발적으로 분출된다.

이때는 무조건 역발상을 해야 한다. 일단 '다음에는 나도 칭찬받아야지'하고 생각해보자. 그 순간 쾌감 호르몬이 나와 불쾌한 생각을 중화해준다. 그러면 수축했던 혈관이 원상태로 돌아가 혈액이 원활하게 흐르기 시작한다. 물론 실제로는 사장실에 불려가서 또 질책을 받을 수도 있다. 그때는 사장이 꾸짖는 것은 자신에게 관심이 있기 때문이니 감사할 일이라고 플러스 발상으로 생각하자. 있어도 그만, 없어도 그만인 사람은 무시할 뿐 아무도 꾸짖지 않는다. 생각하는 방식을 조금만 바꾸면 뇌내 엔도르핀을 분출시킬 수 있다는 사실을 기억하자.

거리를 걷다가 개를 보았다고 하자. 개를 좋아하거나 키우고 있는 사람이라면 저절로 개에게 눈길이 가고 다가가 쓰다듬게 될 것이다. 이 경우 뇌내 엔도르핀이 활성화된다. 반대로 과거에 개에게 물린 적이 있는 사람이라면 극도로 경계하는 마음이 들고 교감신경이 최고로 활성화되면서 뇌하수체가 면역계에 영향을 미치는 스트레스 호르몬을 방출한다. 그러면 심박수가 올라가고 동공이 확장되며 더 많은 공기를 흡입하기 위해 기관지가 확장된다. 또 공격과 도피 태세를 갖추기 위해 혈액이 근육으로 흘러가고 아드레날린 계통의 호르몬이 대량으로 혈액에 투입된다.

이렇게 같은 자극, 즉 같은 개를 봐도 개에 대한 그 사람의 기억이나 경험이 다르면 전혀 다른 신경전달 물질이 분비되어 정반대의 반응이 나타난다. 하지만 그런 경우에도 과거의 기억에만 의존하지 않고 의식적으로 개는 얌전한 동물이며 결코 사람을 물지 않는다는 생각을 뇌에 반복적으로 주입하면 다른 반응을 할 수 있다.

다시 말하면 발생한 '사실'보다는 그 사실을 어떻게 '해석'하는가가 더 중요하다. 불쾌한 현상도 의식적으로 플러스 발상으로 해석하려고 노력하면 몸과 마음은 바람직한 방향으로 반응하게 된다.

활성산소의 해악을 어떻게 막을 것인가?

인간은 누구나 건강하게 오래 살기를 소망한다. 또한 갖가지 욕망을 품으며 그것을 채우려 한다. 그런데 건강과 장수라는 소망을 이루면서 욕망까지 충족하기란 쉬운 일이 아니다. 술을 마실 때를 생각해보자. 술을 기분 좋아질 정도로 적당량만 마시면 뇌내 엔도르핀이 나온다. 그러나 술을 좋아하는 사람이 항상 적당량만 마시기는 어렵다. 과음은 당연히 몸에 좋지 않다.

성행위도 그렇다. 성행위가 주는 쾌감이 뇌에 좋은 영향을 미친다는 이야기가 있는데 무조건 속설로 단정하기는 어렵다. 뇌내 엔도르핀의 작용으로 기분이 좋아지므로 젊음과 건강 유지에 플러스로 작용할 것이다. 물론 이 경우에도 부작용은 있다. 사실 성행위는 노인의 경우 잘못하면 복상사할 정도로 상당히 격렬한 운동이다. 격렬한 운동을 하면 활성산소가 대량으로 발생하는데 이것은 몸에 대단히 나쁜 영향을 미친다. 따라서 고령자는 과도한 성생활을 삼가는 편이 좋다.

활성산소는 우리가 평소 호흡을 통해 들이마시는 산소가 분자단위로 활성화된 것으로 각종 질병과 노화의 최대 원인으로 꼽힌다. 활성산소는 어떤 때 가장 많이 나올까? 혈액 순환이 잘 되지 않을 때 대량의 활성산소가 발생한다. 정확히 말하면 혈액 흐름이 나빠졌다가 혈류를 신속히 원래대로 복원시키려고 할 때 이것을 재관류 再灌流라고 한다 활성산소가 가장 많이 생성된다. 이 경우 활성산소로 인해 혈관 내피와 조직, 유전자가 손상된다. 내피가 손상되면 염증이 생기고, 유전자가 손상되면 암이 발병할 수 있다. 또 지방과 활성산소가 결합해서 몸을 노화시킨다. 따라서 인간의 몸은 언제나 혈류량을 일정하게 유지해야 한다.

그런데 활성산소가 몸에 도움이 될 때도 있다. 몸에 침입한 균을 물리치는 무기로 쓰이기 때문이다. 다시 말해 활성산소는 인간이 가진 면역 시스템의 일부이기도 하다. 다만 과다 생성되면 좋지 않으므로 몸은 SOD라는 해독 효소를 만들어 이를 중화하는 것이다.

몸의 기능이 정상인 경우에는 활성산소의 폐해가 심각하지 않다. 또 약 25세까지의 성장기에는 SOD가 활발하게 만들어지므로 크게 걱정하지 않아도 된다. 그러나 중년 이후에는 SOD를 만드는 힘이 약화되므로 활성산소의 폐해가 점차 커지고 노화와 생활습관병이 급속히 진행된다. 노르아드레날린이나 아드레날린이 분비될 때도 활성산소가 발생하므로 마이너스 발상을 멈추고 이런 호르몬들이 가능한 한 적게 분비되도록 하는 것이 뇌를 젊게 유지하는 가장 좋은 방법이다.

최근 연구에 따르면 뇌세포가 젊으면 활성산소의 폐해가 최소한으로 억제된다는 사실이 밝혀졌다. 항상 긍정적으로 생각하고 무리하지 않으면 활성산소의 해를 대부분 막을 수 있을 것이다.

술을 마실 때는 당당하게 마셔라

확 트인 고속도로를 달리다 보면 폭주족이 아닌 사람도 속도를 높이고 싶어진다. 앞차도 없고 뒤차도 안 보여서 안심하고 액셀을 밟자마자 위장한 경찰차가 쫓아온다. 이런 경험이 있는 사람이 적지 않을 것이다. 규정 속도를 어기면 안 되는 줄 알면서도 속도를 내는 이유는 무엇일까? 속도를 내면 기분이 좋기 때문이다. 액셀을 힘껏 밟아서 속도가 올라가면 뇌에는 베타 엔도르핀이 분비된다. 이것은 하나의 예일 뿐이지만, 뇌를 능숙하게 활용할 생각이라면 '인간은 오로지 쾌락만을 추구하며 살아가는 존재'라는 사실을 기억해야 한다.

애주가는 동네 선술집의 간판을 보기만 해도 뇌내 엔도르핀이 분비된다. 이런 습관이 있으면 어지간해서는 술을 끊기 어렵다. 나는 간 기능에 대해서도 공부했기 때문에 알코올 중독자를 꽤 많이 만나왔다. 그런데 그들에게 아무리 알코올의 역기능에 대해 말해도 거의 효과가 없었다. 그런 식으로 술을 마시면 얼마 안 가 죽는다고 충고해도 '좋아하는 술을 마시다 죽으면 상관없다'고 하니 어쩔 도리가 없다.

맛있는 음식을 너무 많이 먹으면 비만이 되고 생활습관병에 걸릴 확률이 비약적으로 높아진다. 이런 위험을 감수하고 맛있는 음식을 배가 터질 때까지 먹는 미식가를 주변에서 흔히 볼 수 있다.

다른 일도 마찬가지이다. 나쁘다는 것을 알면서도 그만두지 못하는 것은 대부분 뇌내 엔도르핀이 관련되어 있기 때문이다.

진화를 거듭한 인간에게도 동물과 다르지 않은 본능적 행동이 상당수 보인다. 우리 인간을 움직이게 하는 가장 기본적인 욕구는 무엇일까? 심리학자인 에이브러햄 매슬로 박사는 인간의 기본적인 욕구를 '5F'라는 용어로 설명한다. 5F란 F로 시작하는 다섯 가지의 단어를 말하는데, 성욕Fucking, 식욕Feeding, 집단의식 욕구Flocking, 공격·정복 욕구Fighting, 도피·도주 욕구Fleeing 등 다섯 가지가 본능적인 행동의 형태로 나타난다는 것이다.

일반적으로 본능적인 행동이란 '의지력으로 억제하지 못하는 원시적 충동'이라고 규정하는데 최근 연구 발표에 의하면 이것도 결국 뇌내 엔도르핀을 분비해서 기분을 좋게 만드는 행위라고 한다. 식사나 성행위 등을 통해 쾌감을 얻는다는 사실은 누구나 인정할 것이다. 동물 사회에서 흔히 볼 수 있는 집단을 형성하는 행위 또한 인간에게 쾌감을 준다.

공격·정복 욕구는 상대방을 공격하고 정복해서 복종하게 만들려는 욕구이다. 이것이 쾌감으로 이어진다는 사실은 인류사가 투쟁의 역사였다는 사실만 봐도 쉽게 이해할 수 있다. 질리지도 않고 전쟁을 반복해온 것은 승리라는 결과를 얻기 위해서이기도 하지만 근본적으로 그것이 쾌감을 수반하기 때문이다. 마지막으로 도피·도주 욕구가 있는데, 도피나 도주는 인간에게 즐거움을 주어 뇌내 엔도르핀을 분비한다는 사실이 실험을 통해 밝혀졌다.

여기까지가 매슬로 박사가 말하는 인간 욕구 5단계5F 이론이다. 인간의 원시적 뇌는 이런 본능적 욕구를 반드시 갖고 있으며, 인간은 이것을 부정하고 살아갈 수 없다. 따라서 나는 인간 욕구 5단계 이론의 본능적 욕구를 부정하지 않는다. 물론 정도가 지나치면 건강에 해롭겠지만 좋아하는 것을 억지로 끊을 필요는 없다. 단, 적당량을 유지해야 한다.

또 한 가지 덧붙이자면 술을 마실 때 죄책감을 갖지 말라는 것이다. 죄책감을 느끼지 않는 것이 가장 중요하다. 술에 함유된 독도 해롭지만, 죄책감으로 인해 발생하는 활성산소는 인체에 더욱 해롭기 때문이다. 술도 적절하게 마신다면 백약百藥의 왕이 될 수 있다. 그러나 술을 접할 때마다 꺼림칙해하거나 죄책감을 느끼면 플러스 효과는 사라지고 마이너스 효과만 나타날 것이다. 즐거운 마음으로 적당히 술을 마시면 뇌내 엔도르핀을 분비할 수 있는데도 '또 술을 마셨어. 이러다 알코올 중독이 되는 게 아닐까' 하고 걱정하면서 마신다면 실제로 인간의 뇌는 병에 걸리게 하는 호르몬을 분비한다.

연애할 때도 그렇다. '실연당하면 어떻게 하나' 하고 늘 걱정하면서 만나면 정말로 실연당하는 경우가 많다. 이런 결과가 나오는 이유는 걱정할 때마다 실연당하는 쪽으로 작용하는 호르몬이 분비되기 때문이다. 어떤 일이든 불안이나 걱정, 죄책감을 느끼며 행동하는 것은 바람직한 뇌 활용법이라 할 수 없다. 그것은 불행과 죽음을 부르는 전주곡이다.

매슬로 박사의
인간 욕구 5단계 이론과 뇌의 작용

매슬로 박사가 말하는 인간 욕구 5단계5F 이론을 부정하는 사람은 없을 것이다. 우리는 이 다섯 가지 욕구가 없으면 살아갈 수 없다. 뇌는 5단계 이론과 관련된 활동에서 큰 부분을 차지한다. 여기서 잠깐 인간의 뇌 구조에 대해 간단히 설명하겠다. 인간의 뇌는 3중 구조로 되어 있다(그림 1).

의학으로 증명하는 플러스 발상의 효과

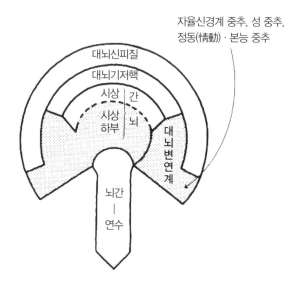

그림 1 **뇌의 구조**

먼저 5F를 관장하는 뇌이다. 모든 동물에게 있는 뇌로 이것을 원뇌 原腦라고 한다. 그림에 나오는 뇌간-연수, 시상하부, 시상이 여기에 해당한다. 다음으로 이 원뇌를 감싸는 형태의 뇌, 즉 대뇌 변연계가 있다. 이것은 개나 고양이 정도의 지능이 있는 동물에게 있는 동물 뇌이다. 마지막으로 뇌의 제일 바깥쪽에 있는 것이 대뇌신피질이다. 인간이 자신을 만물의 영장이라고 자부하는 것은 바로 이 대뇌신피질이 발달했기 때문이다.

그러나 뇌의 활용 측면에서 볼 때 대뇌신피질만을 과도하게 평가하는 것은 실패할 위험이 크다. 아무리 대뇌신피질을 잘 활용해도 그것만으로는 할 수 있는 일이 별로 없으며, 인생의 즐거움을 제대로 느끼기도 어렵다. '생각하는 갈대'라고 불리는 인간의 고상한 사고는 뇌의 전체 활동 중 기껏해야 5%에 지나지 않는다. 나머지 95%는 '무엇을 먹을까?', '어떻게 하면 저 사람을 꼬셔서 사귈 수 있을까?', '어떻게 하면 싸움에서 승리해 살아남을 수 있을까?'와 같은 본능적 욕구를 충족하는 것에 중심을 두고 생각한다. 바로 이것이 인간 본래의 모습이다.

파충류는 원뇌만으로 살아간다. 먹이를 보면 덤벼들고, 수컷은 암컷을 보면 번식 활동을 시도한다. 거의 조건반사적으로 활동하는 세계인데 인간도 이와 같은 뇌를 갖고 있다. 반면 개나 고양이의 경우에는 그보다 발달한 대뇌변연계라는 동물 뇌를 갖고 있다. 물론 이 뇌는 인간에게도 있다. 개나 고양이는 주인의 말을 따르고 자신의 보금자리를 찾아가며 이름을 부르면 반응할 수 있다. 여기에 더해 인간이 인간답게 존재할 수 있는 것은 대뇌신피질 덕분이다. 하지만 뇌의 활동이나 욕구라는 점에서 생각할 때 파충류나 개나 고양이의 뇌도 고려해야만 본질을 바르게 이해할 수 있다.

그렇다면 인간에게는 어떤 욕구가 있을까? 쾌락을 추구하며 살아가는 한 다른 동물과 정말 큰 차이가 없는 존재일까? 아니면 파충류 단계의 욕구를 채우는 것에 대해 인간으로서 부끄럽게 여겨야 할까? 앞서 나온 매슬로 박사의 인간 욕구 5단계 이론을 보면 인간이 지닌 기본적 욕구를 쉽게 이해할 수 있다. 지금부터 이 이론을 토대로 인간의 욕구에 대해 살펴보자.

매슬로 박사는 인간의 욕구를 크게 다음의 다섯 가지로 분류했다.

① 생리적 욕구

② 안전 욕구

③ 소속감과 사랑 욕구

④ 존중 욕구

⑤ 자아실현 욕구

이 다섯 가지 욕구는 계단을 하나하나 올라가듯이 낮은 차원에서 높은 차원의 욕구를 향해 단계적으로 상승한다. 가장 낮은 단계는 '생리적 욕구'이다. 성욕, 식욕, 수면욕 등이 이에 해당하는데 보통 본능이나 욕망이라고 불린다. 생명을 유지하는 데 절대적으로 필요한 욕구이므로 이 욕구는 파충류 뇌에서 나온다.

이 욕구가 충족되면 '안전 욕구'가 드러난다. 배가 고플 때는 부끄러움을 느낄 새도 없이 남의 눈을 의식하지 않고 먹을 것을 찾아 헤매고 위험을 무릅쓰는 일도 서슴지 않지만, 이 욕구가 채워지면 자신의 안전에 대해 생각하게 된다. 첫 번째와 두 번째 욕구가 충족되면 그 다음에는 '소속감과 사랑에 대한 욕구'가 튀어나온다. 이것은 어떤 형태로든 사회 구성원으로 자리 잡고 싶어 하는 욕구이다. 사회 귀속 욕구라고도 할 수 있다. 남을 사랑하는 행위도 이 욕구에 해당된다.

공복도 채우고 안전도 보장받고 사회의 일원으로 집단에 소속되었다. 하지만 매슬로 박사는 인간은 여기서 만족하지 못한다고 말한다. 이번에는 네 번째 욕구인 '존중 욕구'가 등장한다. 이것은 자존심을 지키고 타인에게 인정받기를 원하는 욕구이다. 자신이 남보다 뛰어나다는 자신감, 자신의 능력에 대한 확신, 실적을 달성하면서 느끼는 충족감, 자립 능력 등을 바탕으로 자존심을 지키고 남들에게도 그 점을 인정받으려 한다. 이 욕구를 구체적으로 충족시키기 위해 표창장, 명성, 사회적 지위, 평판 등의 형태로 타인에게 인정받았다는 증표를 내세운다. 인간은 단순히 사회적 집단에 귀속하는 것만으로는 만족하지 못한다. 자신이 그 집단에 속했다는 점을 타인에게 인정받기를 원한다.

이 단계까지만 달성해도 상당히 뛰어난 사람이라 할 수 있다. 하지만 인간은 여기서도 만족하지 못하고 마지막 5단계인 '자아실현 욕구'를 채우려 한다. 4단계 욕구를 달성한 뒤에는 내가 할 수 있는 최고 수준의 존재가 되고 싶다는 소망이 생긴다. 이것이 바로 자아실현 욕구이다. 자아실현 욕구는 신의 영역과 통하는 경지라 할 수 있다. 공자가 말하는 '나이 칠십이면 마음이 가는 대로 따라도 법도에 벗어나지 않는다'라는 단계가 바로 이 단계이다. 자신과 타인 사이에 경계를 두지 않고 마음이 가는 대로 살다 보니 세상과 이웃을 위한 행동을 하고 있더라는 말이다.

이렇게 매슬로는 인간에게는 다섯 가지 기본 욕구가 있다고 했다. 이 이론을 '인간 욕구 5단계 이론'이라고 부르는 이유는 한 가지 욕구를 이룬 뒤에 다음 단계의 욕구가 나타나는 식으로, 즉 반드시 앞 단계의 욕구가 어느 정도 충족된 뒤에 다음 단계의 욕구가 발생하기 때문이다. 지금 자신은 어느 단계에 와 있는지 생각해보자.

매슬로의 욕구 이론은 1943년에 제창되어 널리 알려졌다. 이 책에서 이 이론을 인용한 이유는 최근에 밝혀진 뇌의 활동과 이 욕구 이론이 상당히 일치하기 때문이다. 매슬로 박사가 이 이론을 창안했을 때는 아직 뇌의 작용이 상세하게 알려지지 않았다. 하지만 현재까지 밝혀진 사실을 기초로 생각하면 이 이론은 인간의 기본적인 욕구를 뇌생리학적 측면에서 살펴볼 때 많은 도움을 준다.

욕구 단계가 높을수록 쾌감도 커진다

현실적으로 생각하면 모든 인간이 5단계 욕구를 전부 달성하지는 않는다. 자아실현 욕구까지 달성하는 사람은 극소수이다. 보통은 3단계소속감과 사랑 욕구 욕구까지 달성하고 멈추거나, 4단계존중 욕구까지 달성하는 경우가 많다. 그런데 뇌 활동, 특히 뇌내 엔도르핀은 인간에게 다섯 번째 욕구, 즉 자아실현 욕구까지 이루기 위해 도전하라고 부추긴다. 자아실현 욕구는 깨달음의 경지와 같은 이미지가 연상되어 '너무 어려운 일이야', '나는 그렇게 대단한 사람이 안 되어도 괜찮아'라며 도전 자체를 두려워하는 사람도 있을 것이다. 하지만 그럴 필요는 없다. 뇌내 엔도르핀은 자아실현을 위해 살아가는 것이 인간이 느낄 수 있는 최상의 기쁨이자 더할 나위 없이 행복한 인생을 사는 방법이라고 말한다.

그런데 사실 지금까지는 많은 사람이 여러 욕구가 횡적으로 존재한다고 믿어왔다. 인간에게는 식욕과 성욕, 권력욕과 명예욕이 있다. 또한 타인을 보살피거나 자신을 바른 인간으로 살게 하고 싶다는 숭고한 욕구도 있다. 낮은 단계에서 만족하려는 자신을 높은 단계의 욕구까지 끌어올리는 것은 물론 매우 바람직한 일이다. 그러나 만족도나 충족감, 즉 쾌감은 낮은 단계의 욕구를 채울 때 더 강하게 느낀다. 그러므로 낮은 단계의 욕구를 극복하기 위해서는 엄청나게 노력해야 한다. 자칫 방심하면 우리 인간은 낮은 단계로 한없이 굴러떨어진다는 것이 지금까지 알려진 일반적인 생각이었다.

그러나 뇌내 엔도르핀 연구를 통해 이런 일반적인 인식이 그릇되었다는 것이 밝혀졌다. 인간은 횡적으로 나열된 욕구 중 몇 개를 선택하지 않는다. 매슬로의 주장처럼 단계적으로 욕구 수준을 높여간다. 여기서 핵심은 욕구 단계가 높아질수록 뇌내 엔도르핀이 많이 분비되면서 쾌감도 커진다는 사실이다. 이렇게 높은 차원의 경지에 도달하면 쉽게 병에 걸리지 않고 행복하게 오래 살 수 있다. 즉, 바르고 훌륭하게 사는 사람, 이 세상에 도움을 주는 사람은 젊고 건강하며 병과 인연이 없는 삶을 살 수 있다는 것이 뇌내 엔도르핀 연구를 통해 밝혀졌다.

이것을 물질에 대입해서 설명하면 다음과 같다. 인간에게는 호메오스타시스homeostasis라는 메커니즘이 작용한다. 일반적으로 '항상성'이라고 불리는 조절 시스템이다. 예를 들어, 날씨가 추워지면 모공이 수축하면서 체내의 열이 빠져나가지 않게 막는다. 날씨가 더워지면 모공이 열리고 땀을 흘려서 체온이 상승하지 않게끔 한다. 우리 몸 곳곳에 이런 메커니즘이 분포되어 있다.

호르몬도 마찬가지이다. 노르아드레날린이나 아드레날린이 분비되면 반드시 그 물질을 억제하는 세로토닌이라는 호르몬이 분비된다. 이것을 음성 피드백negative feedback, 한쪽이 많아지면 그것을 억제하는 현상－옮긴이이라고 한다. 전기난로의 자동 온도 조절 장치처럼 인간의 몸에도 과열을 방지하는 메커니즘이 장착되어 있는 셈이다.

뇌내 엔도르핀에도 감마 아미노낙산GABA, 중추신경계에서 몇 가지 중요한 역할을 수행하는 아미노산 계열의 억제성 신경전달 물질－옮긴이이라는 억제 물질이 작용한다. 그런데 한 가지 신기한 예외 현상이 있다. 이유는 알 수 없지만 최상위 뇌인 전두연합령(그림 2)이 자극을 받아 뇌내 엔도르핀이 분비될 때만큼은 음성 피드백이 작용하지 않는다. 뇌내 엔도르핀이 무한대로 분비된다는 말이다. 다른 경우에는 반드시 분비되는 억제 물질이 왜 상위 뇌인 전두연합령이 활동할 때는 분비되지 않을까? 안타깝게도 그 이유는 아직 밝혀지지 않았다. '아직 발견하지 못했을 뿐'이라고 생각하는 사람도 있다.

인간이 가장 진보한 뇌를 사용해서 어떤 일을 할 때는 베타 엔도르핀이 무한대로 분비되어 기분이 점점 좋아진다. 나는 이 현

그림 2 대뇌신피질의 세 가지 기능

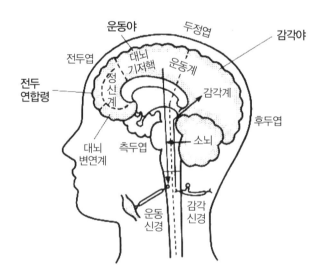

상이 '그런 세상이 되도록 하라'는 신의 계시라고 생각한다. 성욕이나 식욕에는 그런 현상이 일어나지 않는다. 식욕이 충족되지 않았을 때는 먹고 싶다는 욕구가 강하게 나타나지만, 일단 배가 부르면 아무리 맛있는 음식이 눈앞에 있어도 쳐다보지도 않는다. 성욕 또한 강한 욕구 가운데 하나지만 충족되면 그것으로 끝이다.

또한 이런 종류의 욕구는 과도하게 추구하면 반드시 부작용이 따른다. 과식은 비만과 생활습관병을 유발하고, 과도한 성생활도 활성산소를 발생시켜 수명을 단축시킨다. 생명을 유지하게 하는 욕구는 강력하지만 그 욕구가 지나치면 반드시 부정적으로 작용한다. 그런 결과를 피하기 위해 음성 피드백이 존재하는 셈이다. 그러나 인간이 상위 뇌를 활용해서 세상과 인간을 위해 활동하는 때에는 그것을 막으려는 메커니즘이 전혀 작용하지 않는다. 오히려 뇌내 엔도르핀이 펑펑 나와서 최고로 기분 좋은 상태가 된다. 나는 이 현상에서 하늘의 큰 의지가 느껴진다.

매슬로 박사는 고차원적인 자아실현의 욕구를 달성한 사람들이 느끼는 최상의 상태를 '지고 경험至高經驗'이라고 표현했다. 이것을 뇌내 물질이라는 측면에서 보면 베타 엔도르핀이 끊임없이 솟아나는 상태이다. 우리도 뇌를 잘 활용하면 그런 상태가 될 수 있다.

약이 되는 물질과 독이 되는 물질

우리는 일반적으로 외부에서 받은 자극에 대해 '싫다' 또는 '좋다'라고 생각하는 것은 추상적인 사고일 뿐이므로 몸에 아무 부담도 주지 않을 거라고 생각한다. 그래서 종종 '생각만 해본 거야'라고 말하는데, 이 말에는 아무 부담 없이 자유롭게 생각할 수 있다는 믿음이 담겨 있다. 그러나 그런 생각도 모두 뇌내에서 물질화되어 화학 반응을 일으킨다.

생각하는 데도 에너지가 필요하다. 하지만 우리는 평소 이 사실을 의식하지 않고 살아간다. 그런데 공부라는 행위만 살펴봐도 뇌에서 많은 양의 에너지를 소비함을 알 수 있다. 마찬가지로 '싫다', '좋다'고 생각할 때도 기본적으로 에너지 소비가 따른다. 에너지를 사용할 때는 뇌내에서 POMC라는 단백질 분해 현상이 일어난다. 그런데 '좋다'고 생각할 때와 '싫다'고 생각할 때의 단백질 분해 방법이 다르다. 이것은 대단히 중요한 의미가 있다.

스트레스를 받아도 그 일을 긍정적으로 생각하며 '이것은 내게 닥친 일종의 시련이야. 그러니까 견뎌보자'라고 받아들이면 단백질이 분해되어 부신피질 호르몬으로 변환된다(그림 3). 이 호

58
1장

그림 3 **호르몬 합성의 메커니즘**

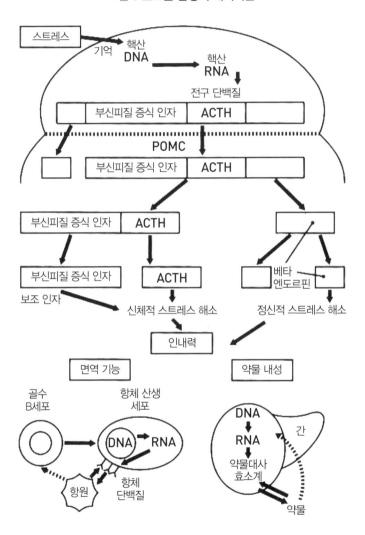

스트레스

기억   핵산
      DNA → 핵산
                 RNA ↓

전구 단백질

| | 부신피질 증식 인자 | ACTH | |

POMC

| | 부신피질 증식 인자 | ACTH | |

| 부신피질 증식 인자 | ACTH |

부신피질 증식 인자   ACTH

보조 인자

신체적 스트레스 해소

베타 엔도르핀

정신적 스트레스 해소

인내력

면역 기능

약물 내성

골수 B세포

항체 산생 세포

DNA → RNA

항원

항체 단백질

DNA
↓
RNA
↓
약물대사 효소계

간

약물

의학으로 증명하는 플러스 발상의 효과

르몬은 신체적인 스트레스를 줄여준다. 또한 베타 엔도르핀으로도 변환된다. 이 호르몬은 정신적 스트레스를 해소해준다. 즉, 신기하게도 '좋다'고 생각하면 정신적 스트레스를 완화하는 데 효과적인 베타 엔도르핀이 나온다는 것이다.

반대로 '싫다'고 생각하면 베타 엔도르핀도, 부신피질 호르몬도 나오지 않는다. 다른 물질, 바로 노르아드레날린이나 아드레날린으로 변환되기 때문이다. 이 물질 자체도 독성을 갖고 있지만 이 물질로 인해 더욱 강력한 독성이 있는 활성산소가 발생한다. 즉, 마이너스 발상을 하면 좋은 점이 전혀 없다는 말이다.

스트레스에 어떻게 반응하느냐에 따라 뇌내 물질의 알맹이를 바꿀 수 있다는 사실을 꼭 기억하자. 플러스 발상을 통해 긍정적으로 받아들이면 몸속에 좋은 약으로 작용하는 물질이 생성되지만, 마이너스 발상을 하면 약이 아니라 독으로 작용하는 물질이 생성된다. 인간의 사고는 습관에 의해 지배당한다. 플러스 발상을 하는 사람은 매사를 긍정적으로 받아들이고, 마이너스 발상을 하는 사람은 매사를 부정적으로 받아들이기 쉽다.

사실 현실에서 사물을 받아들일 때는 어느 쪽이든 상관없다. 지갑에 있는 지폐를 세어보고 '이것밖에 없네'라고 생각하든 '아직

이만큼이나 있어'라고 생각하든 간에 지갑 속에 있는 돈의 액수, 즉 현실은 전혀 변하지 않는다. 그런데도 인간은 매사를 마이너스 발상으로 생각하기 쉽다. 일반적으로 70~80%의 사람들은 마이너스 발상을 한다고 한다. 이것은 안정을 바라는 본능적인 사고방식매슬로에서 기인한다. 하지만 뇌내 엔도르핀의 존재를 알고 난 지금부터는 사물을 플러스 발상으로 받아들이는 편이 훨씬 더 좋다는 사실을 알게 되었을 것이다.

호르몬은 뇌의 정보 전달자

뇌는 호르몬 덩어리라고 할 수 있다. 그러나 일반적으로 뇌는 신경 덩어리로 인식된다. 신경세포로 가득한 뇌는 전기회로처럼 얽혀 있으며 세포와 세포를 연결하는 전선 같은 돌기가 뻗어 있다. 거기에 미약한 전류를 흘려서 뇌의 명령을 전달한다고 이해하는 사람이 많을 것이다. 그러나 신경세포가 가득한 회로에 전선만 있다면 뇌가 활동할 수 있을까?

호르몬이 없으면 뇌는 아무것도 하지 못한다. 신경세포가 어떤 표적 세포에게 명령을 전달하려면 신경세포가 전기 배선처럼 얽혀 있기만 해서는 안 된다는 말이다. 신경세포와 신경세포 사이에는 틈새가 있다(그림 4). 이 틈새에 호르몬이 분비됨으로써 정보를 전달할 수 있게 된다. 예를 들어, 서울에서 부산으로 전보를 쳤다고 하자. 물론 그 내용은 부산의 전보국으로 송신되는데 최종적으로 수신자가 그 전보를 받을 수 있는 것은 우편배달부가 전보를 배달해주기 때문이다. 호르몬은 바로 이 우편배달부 역할을 한다.

다시 말해 호르몬은 뇌의 정보 전달자이다. 호르몬이 뇌의 곳곳에서 분비됨으로써 뇌가 몸 전체에 지시를 보낼 수 있다. 그러면 몸에서도 이와 같은 호르몬이 분비되어 정보를 수신한 세포가 그 명령에 따라 행동한다. 호르몬이 정보 전달 물질이라는 것은 다시 말해 인간이 생각하고 행동하며 느끼는 것은 모두 호르몬이 있기에 가능하다는 말이다. 현재 알려진 호르몬은 백수십 종인데 아직 알려지지 않은 호르몬도 상당히 많다. 그것이 규명되면 뇌의 메커니즘을 더 정확하게 알 수 있을 것이다.

뇌내 엔도르핀도 호르몬의 일종이다. 호르몬은 아미노산으로 이루어진다. 뇌내 엔도르핀 중 가장 중요한 것은 〈그림 5〉에 나오는 타이로신이라는 아미노산이다. 아미노산은 단백질을 합성하

그림 4 정보 전달시 호르몬의 역할

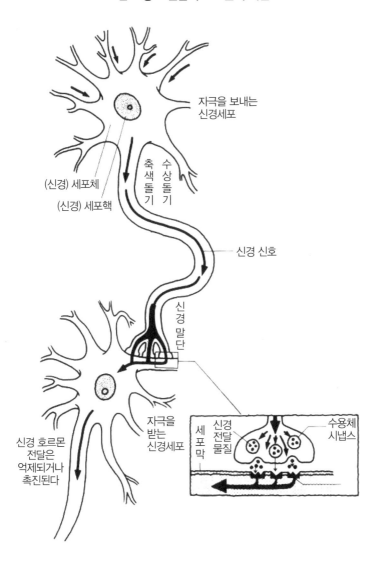

자극을 보내는
신경세포

축색돌기

수상돌기

(신경) 세포체

(신경) 세포핵

신경 신호

신경 말단

자극을 받는
신경세포

신경 호르몬
전달은
억제되거나
촉진된다

세포막

신경전달물질

수용체
시냅스

의학으로 증명하는 플러스 발상의 효과

는 기본 요소로 20종이 있다. 그중 8종은 체내에서 합성되지 않기 때문에 필수 아미노산이라 부른다는 것은 이미 학교에서 생물 시간에 배운 기억이 있을 것이다. 여기에서 다시 한 번 복습해보자.

필수 아미노산 8종은 아이소류신, 류신, 발린, 라이신, 페닐알라닌, 트립토판, 메티오닌, 트레오닌 등이다. 타이로신은 체내 합성이 가능하므로 나머지 12종에 포함된다. 뇌내 엔도르핀은 현재 20종 정도가 알려져 있으며, 그중에서 구조식이 가장 간단한 뇌내 엔도르핀은 엔케팔린enkephalin, 강력한 모르핀과 비슷한 효과가 있으며 신경전달 역할을 하는 물질 – 옮긴이이다. 이것은 타이로신을 비롯한 5종의 아미노산으로 이루어져 있다(그림 5). 타이로신은 〈그림 5〉의 중요한 신경전달 물질 중 하나인 도파민과 노르아드레날린, 아드레날린의 기본 골격을 이루는 물질이다. 실제로 이런 물질은 타이로신에 의해 합성된다. 그리고 각성제로 쓰이는 메스암페타민속칭 필로폰과 암페타민도 타이로신 구조로 이루어진다.

다소 전문적인 이야기지만 뇌내 엔도르핀 중 가장 강력한 쾌감을 주는 베타 엔도르핀은 타이로신을 비롯한 31개의 아미노산으로 구성된다. 뇌내 엔도르핀에 상당하는 호르몬은 반드시 타이로신이 들어가는데, 타이로신이라는 아미노산 분자가 2개 모이면

그림 5 **뇌 속의 마약 · 신경전달 물질과 마약 · 각성제와의 관계**

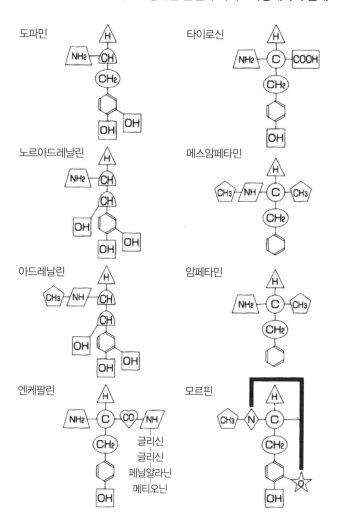

자연계에 존재하는 마약 모르핀이 된다(그림 5). 그만큼 뇌내 엔도르핀과 마약 모르핀은 화학적으로도 유사한 성분이라는 말이다.

타이로신이라는 아미노산은 본래 마약 성질을 갖고 있다. 다만 아미노산 단독으로는 곧바로 산화하기 때문에 분자량이 약간 큰 펩타이드라는 형태를 이룬다. 그런데 베타 엔도르핀의 분자를 살펴보면 뇌내 엔도르핀에 관한 여러 가지 흥미로운 사실을 알 수 있다.

베타 엔도르핀은 31개의 아미노산으로 구성되는데 아미노산 5개 단위가 조합되어 각기 다른 역할을 한다. 제일 먼저 발견한 5개는 앞에서 말한 뇌내 엔도르핀엔케팔린과 동일한 구조로 모르핀 역할을 한다. 그 다음 부분은 알파헤릭스 구조로 인체의 면역력을 강화한다. 다음 부분은 베타 엔도르핀을 안정시켜서 활력을 잃지 않게 하며, 나머지 부분은 아직 뚜렷이 밝혀지진 않았지만 뇌내 엔도르핀이 작용하기 위한 수용체 역할을 한다고 인식된다.

미국 체스터 대학의 신경생리학 교수 데이비드 펠톤은 뇌와 면역계에 관한 연구 논문에서 뇌내 엔도르핀은 뇌의 수용체로만 작용하지 않는다고 발표했다. 우리 몸 곳곳에 수용체가 존재하며 인간의 면역력 중 특히 중요한 역할을 하는 백혈구의 일종인 NK세포NK cell, 특정한 암세포나 바이러스에 전염된 정상 세포를 죽이는 세포 – 옮긴이의 표면에도 수용체가 존재한다는 사실을 알아냈다. 즉, 여기에도 뇌내 엔도르핀이 작용한다는 것이다.

펠튼 교수는 뇌내에 베타 엔도르핀이 분비되면 NK세포도 한층 더 활성화되어 면역력이 향상되고 그로 인해 건강을 지키게 된다는 점을 입증했다. 또한 의학 잡지에 실린 여러 논문을 보면 수용체는 우리가 상상하는 것보다 더 많은 세포에 존재하며, 특히 정소 세포에 많다고 한다. 다시 말해 뇌내 엔도르핀은 단순히 마음의 영역에 영향을 미칠 뿐 아니라 신체적 반응과도 밀접하게 관련되어 있다고 볼 수 있다. 뇌내 엔도르핀은 몸과 마음을 결합하는 화학 물질이라 해도 과언이 아니다.

이렇듯 뇌내 엔도르핀은 다양한 역할을 한다. 이것은 바로 정보를 갖고 있다는 뜻이다. 베타 엔도르핀도 단순히 쾌감을 주는 데 그치지 않고 면역력 향상, 기억력 강화, 인내심 향상 등 다양한 작용에 관여한다. 인간이 생각한 것을 '생각만 해본 건데'로 치부할 수 없는 이유는 베타 엔도르핀의 이런 작용 하나만 봐도 알 수 있다.

또한 뇌내 엔도르핀은 진통 작용도 뛰어나다. 중국의 침술이 마취 효과가 있는 이유가 바로 여기에 있다. 중국에서는 예로부터 침을 놓아서 마취약 없이 수술을 해왔다. 하지만 침을 놓아서 어떻게 진통 효과가 생기는지 과학적 근거를 대지 못했다. 뇌내 엔도르핀의 존재가 밝혀지자 비로소 동양의학의 침술을 이용한 마취 효과에 대해 물리적으로 증명되었다.

좋은 호르몬과 나쁜 호르몬,
무엇을 내보낼 것인가?

앞서 말했듯이 뇌내 엔도르핀은 면역력을 높이는 구조식을 갖고 있다. 뇌는 우리 몸의 손끝 발끝에 있는 신경계까지 조절하기 때문에 뇌에서 면역력이 높아지는 호르몬이 나오면 몸 전체의 면역력이 향상된다. 오늘날에는 병은 대부분 스트레스와 관련이 있다는 것이 상식으로 통용된다. 병이라는 이름이 붙은 질환의 70~80%는 스트레스가 원인이며, 생활습관병은 백 퍼센트 그렇다고 해도 과언이 아니다.

몸과 마음은 별개가 아니다. 체내에서는 POMC라는 단백질이 분해되는데, 마음가짐에 따라 분해 방식이 달라지며 화학 반응도 다르게 일어난다. '나는 한심한 인간이야'라고 생각하면 몸도 점점 나쁜 상태로 변화하고, '위험한 사태가 벌어질 거야'라고 생각하면 일이 정말 그렇게 돌아간다. '병은 마음에서 생긴다'는 옛 격언은 하나도 그르지 않다.

〈그림 6〉은 정신적인 스트레스가 면역력을 얼마나 떨어뜨리는지 보여준다. 졸업 시험을 치루는 동안과 시험을 다 치룬 뒤를 살펴보면 NK세포의 활성 정도에 확실히 차이가 있음을 알 수 있다. 시험 중에는 면역력이 확 떨어진다. 시험뿐 아니라 직장생활이나 연애 등 스트레스를 받는 인생의 모든 국면에서 다음과 같은 현상이 일어난다.

〈그림 7〉을 보면 육체적인 스트레스가 면역세포에 어떤 영향을 미치는지 알 수 있다. 학생에게 70분간 전력 질주를 하게 한 다음 결과를 보면 달리기 전보다 NK세포의 활동이 눈에 띄게 저하했다. 원래 달리기를 좋아하지 않는 학생에게 억지로 달리게 했을 때 나타나는 현상이다. 정신적·육체적 스트레스가 면역력을 떨어뜨린다는 사실을 잘 알 수 있다.

여기서 중요한 것은 정신적이든 육체적이든 스트레스 자체가

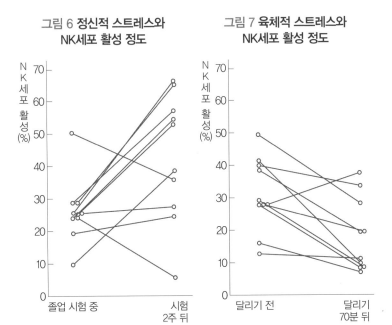

그림 6 정신적 스트레스와
NK세포 활성 정도

그림 7 육체적 스트레스와
NK세포 활성 정도

문제가 아니라는 사실이다. 졸업 시험 준비나 70분간 달리기를 할 때 본인이 그 일을 어떻게 받아들이는지가 관건이다. 졸업 시험을 앞두고 '합격하지 못하면 어쩌지' 하고 걱정하는 것과 '이미 취직할 곳도 정해졌으니까 설마 졸업은 시켜주겠지'라고 생각하는 것은 결과가 다르다. 그 점에 유의해야 한다.

NK세포는 암세포를 죽일 수도 있는 세포이다. 퍼포린perforin, 세포막 안에 구멍을 형성해 세포를 파괴하는 데 도움을 주는 단백질 – 옮긴이이라는 물질을 분비해서 암세포에 구멍을 뚫는다. 그 구멍으로 수분과 염분이 들어가면 암세포가 몇 분 만에 죽는다(그림 8). 이렇게 NK세포 한 개는 여러 개의 암세포를 해치울 만큼 강한 능력이 있다. 일정한 시간에 얼마나 많은 암세포를 해치울 수 있는지를 관찰하여 활성도를 측정하는데, 우리는 몸속에 있는 이런 강력한 아군의 능력을 강화할 수도 약화할 수도 있다.

우리는 살아 있는 한 스트레스를 피할 수 없다. 학생은 아무리 싫어도 시험을 봐야 한다. 그때 '아, 진짜 짜증난다' 하고 과잉 반응하여 불안과 걱정에 휩싸이면 면역력이 확 떨어진다. 하지만 '시험을 잘 볼 자신은 없지만 그래도 잘되겠지'라고 마음을 편히 먹으면 면역력은 크게 변화를 보이지 않는다.

이런 심리적인 차이는 우리가 생각하는 것보다 훨씬 더 크게 인생에 영향을 미친다. 불안과 걱정이 많은 사람은 시종일관 걱정을 하느라 스트레스를 받는다. 그런 사람은 늘 노르아드레날린이나 아드레날린의 세상에 떨어진다. 반면 같은 처지나 상황에서도 낙천적인 사람은 베타 엔도르핀의 세상에서 살 수 있다. 장기적으로 보면 건강 상태부터 인생의 성공과 실패에 이르기까지 우리 삶의 많은 부분이 플러스 발상과 마이너스 발상에 따라 달라진다.

그림 8 NK세포가 암세포를 파괴하는 메커니즘

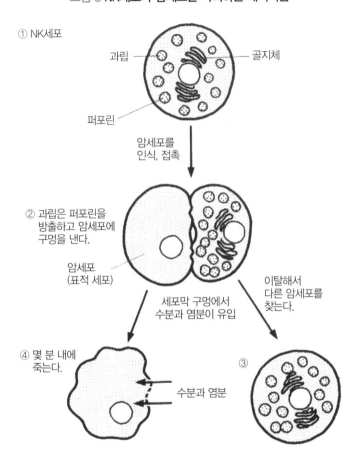

① NK세포

과립 —— 골지체

퍼포린

암세포를
인식, 접촉

② 과립은 퍼포린을
방출하고 암세포에
구멍을 낸다.

암세포
(표적 세포)

이탈해서
다른 암세포를
찾는다.

세포막 구멍에서
수분과 염분이 유입

④ 몇 분 내에
죽는다.

③

수분과 염분

미국에서 발달한 '소망 실현 성공 법칙'의 기본 원리는 '좋은 생각을 하면 좋은 일이 생기고, 나쁜 생각을 하면 나쁜 일이 생긴다'는 내용이다. 이것을 뇌 과학적으로 표현하면 '좋은 생각을 하면 뇌에서 좋은 호르몬이 분비되고, 나쁜 생각을 하면 뇌에서 나쁜 호르몬이 분비된다'고 바꿔 말할 수 있다.

소망 실현 이론에서는 잠재의식을 끌어내어 구체화한 인간의 상념이 인생을 결정한다고 했지만 그 과학적 근거를 명쾌하게 밝히지는 못했다. 마음이라는 것을 물질로 설명할 수 없었기 때문이다. 그러므로 잠재의식이나 잠재 능력이라는 요소가 등장하는 메커니즘은 아무래도 추상적으로 설명할 수밖에 없었다. '마음속으로 좋은 일을 생각하면 왜 좋은 결과가 나오는가'라는 질문에 대해 과학적으로 수긍할 수 있게 설명하기란 매우 어렵다.

그러나 지금은 그것이 가능해졌다. 좋은 일을 생각하면 뇌에서 좋은 호르몬이 나온다. 그 호르몬은 인간을 기분 좋게 하고 의욕을 고취시키며 잠재 뇌가 활동하여 자신도 상상하지 못했던 능력을 발휘할 수 있게 한다. 또한 역경에도 좌절하지 않고 견뎌낼 수 있는 강한 인내심도 길러준다. 이렇게 되면 당연히 자신의 소망을 이룰 확률도 비약적으로 높아진다.

인간의 마음을 과학으로 해명한다

인간에게는 뛰어난 자연 치유력이 있으며, 그 중심에 면역 기구가 존재한다는 것은 예전부터 잘 알려진 사실이다. 하지만 전에는 인간의 마음과 면역력은 완전히 별개라고 인식되었다. 그런데 실제로 마음과 면역력은 하나라는 사실이 규명되었는데, 이것은 '사물을 좋은 방향으로 생각하는 것 자체가 효력이 있다'는 개념이다. 인간에게는 누구나 체내에 그 어떤 제약회사에도 지지 않을 만큼 뛰어난 제약 공장이 장착되어 있다는 것이다. 마음이 플러스 발상을 하면 체내의 제약 공장에서는 그때그때 몸에 도움이 되는 약이 제조된다. 그 약으로 우리는 병이 낫는다. 그러나 잘못해서 마이너스 발상을 하면 체내의 제약 공장은 우리 몸에 나쁜 약을 만들어낸다. 이 점을 분명히 기억해둬야 한다.

순진한 믿음이라고 해야 할까? 사람은 때로 근거가 빈약한 사실을 전제 조건으로 두는 경우가 있다. 예를 들어, '먹고 싶은 음식을 먹으면 영양에 대해 걱정하지 않아도 된다'고 믿는다. 물론 일리 있는 말이다. 몸이 건강할 때는 먹고 싶은 것을 마음껏 먹어도 큰 문제가 없다. 하지만 인간의 몸은 우리가 생각하는 만큼 선

량하지 않다. 자칫 잘못하면 자기 발등을 찍게 된다. 그 증거가 호르몬이다. 항상 초조해하고 화만 내는 사람에게 호르몬은 '그렇게 화만 내면 몸에 좋지 않아요'라고 말하지 않는다. 마치 충실한 하인처럼 묵묵히 노르아드레날린이나 아드레날린을 분비할 뿐이다. 그 결과 주인이 암에 걸리든 간이 망가지든 내 알 바 아니라는 것이 우리 몸의 메커니즘이다.

여기서 오해가 없도록 설명하자면 노르아드레날린이나 아드레날린은 결코 나쁜 호르몬이 아니다. 인간의 몸속에서 발생하는 물질은 반드시 그 나름의 목적과 필연성이 있다. 노르아드레날린이나 아드레날린은 도파민의 친척으로 인간에게 의욕과 활력을 솟게 하는 원천이기도 하다. 다만 몸속에서 이런 독이 왜 생기는지 도무지 알 수 없을 정도로 독성이 강하다. 뱀독에 필적하는 맹독으로 오래 살 수 없을 뿐 아니라 언제나 짜증스럽고 초조하게 하여 인생 자체가 좋은 방향으로 나아가지 않는다.

뇌내 엔도르핀은 1983년 처음 발견되어 그해에 영국의 과학잡지 〈네이처〉에 처음 소개되었다. 불과 수십 년 전의 일이지만 지금까지 알 수 없었던 인간의 마음이라는 존재의 정체를 과학의 눈으로 바라볼 수 있게 된 것은 커다란 진보라 할 수 있다. 예를 들어, 어떤 사람은 의지력이 강하고 어떤 사람은 약하다. 그 이유가 무엇일까? 과거에는 정신력 운운하며 채찍과 당근을 주면서 몰아붙이는 수밖에 없었지만, 이제는 좀 더 합리적으로 뇌내 엔도르핀을 분비하는 방법을 생각하면 되는 것이다.

지방량으로 수명이 결정된다

뇌내 엔도르핀이 원활하게 분비되어 독성 호르몬이 억제되기만 하면 뇌세포가 건강해질까? 사실은 그렇게 간단하지 않다. 추가로 더 알아두어야 할 사항이 있다.

뇌의 중량은 대략 1.4kg이다. 체중이 60kg인 사람의 경우 뇌의 무게는 체중의 고작 2.3%에 불과하다. 반면 뇌가 소비하는 혈액량과 산소량은 전체의 15~20%를 차지한다. 그만큼 산소와 혈액이 큰 역할을 한다는 뜻이다. 즉, 뇌세포가 활성화되어 우리 몸이 최상의 상태가 되도록 명령할 수 있으려면 언제나 좋은 산소가 충분히 있고 맑은 혈액이 막힘없이 흘러야 한다. 만약 이 중 하나라도 부족하면 곧바로 그 영향을 받는다.

그중 가장 무서운 상황은 혈관이 막히는 것이다. 혈관이 막혀서 혈액 흐름을 방해하는 것인데, 가장 큰 원인은 노르아드레날린이 분비되어 혈관이 수축되고 혈소판이 망가져서 부스럼이 생기기 때문이다. 지방도 혈관이 막히는 주요한 요인이다. 지방은 인간이 먹는 음식 중 가장 맛있는 성분이다. 맛있는 음식을 먹으면 뇌 내 엔도르핀이 풍부하게 나온다는 점에서는 플러스지만, 한편으로는 혈관이 막히는 원인으로 작용한다. 지방은 적게 섭취하는 것이 좋다. 하지만 몸에 나쁘다고 해서 갑자기 지방을 끊기는 어렵다. 술을 끊지 못하는 것과 마찬가지이다. 억지로 참으면 오히려 독성 호르몬이 나오기도 한다.

그러면 어떻게 해야 할까? 일단 근육량을 충분히 유지해야 한다. 지방은 근육 안에서만 연소된다. 그러므로 같은 양의 지방을 섭취했을 때 근육이 충분히 붙어 있는 사람은 그만큼 빨리 지방을 연소한다. 반면 근육량이 적은 사람은 지방이 연소되지 않고 체지방으로 쌓인다. 예를 들어, 체중이 60kg인 사람이 매일 2,000kcal를 섭취한다고 하자. 이 경우 단명할지 장수할지는 몸속의 지방량에 따라 좌우된다. 지방량이 적은 사람이 당연히 오래 사는데 그 차이는 근육량으로 결정된다. 근육이 충분한 사람의 몸에는 지방이 쌓이는 양이 적기 때문이다.

답은 간단하다. 열심히 노력해서 근육을 많이 만들면 된다. 그런데 이 방법도 녹록지 않다. 근육을 만들려면 상당히 격렬한 운동을 해야 하는데, 격렬한 운동을 하면 활성산소가 발생할 확률이 커진다. 따라서 이미 근육이 붙어 있는 사람이라면 그 근육량을 유지할 수 있도록 가벼운 운동을 하여 지방을 연소시킨다. 스트레칭 등 격렬하지 않은 운동을 해야 한다.

반대로 근육량이 극단적으로 적은 사람은 체지방이 많아도 뚱뚱해 보이지 않는다. 그래서 마음을 놓고 있는 경우가 많은데 혈관이 막히는 증상은 겉보기와 상관없이 진행된다. 그러므로 근육량이 적은 사람의 경우에는 고강도 운동을 통해 근육을 키워야한다. 그렇게 하지 않으면 생활습관병에 걸릴 위험이 커지고 장수하기도 어렵다.

뇌내 엔도르핀에
도움이 되는 식사는 따로 있다

근육에 이어서 뇌세포를 활성화하는 데 중요한 것은 식생활이다. 나는 프롤로그에서 '마음으로 생각하는 것은 물질화되어 몸에 작용한다'고 말했다. 그런데 물질로 존재하려면 그것을 구성하는 재료가 필요하다. 그 재료가 바로 식사이다.

모든 것이 풍요로운 시대에 사는 우리는 먹을 것을 구하려 애쓰지 않아도 된다. 오히려 과식을 주의해야 한다. 그렇다고 단순히 식사량을 줄이는 것은 정답이 아니다. 칼로리 섭취량은 조절해야 하지만 뇌내 엔도르핀을 분비하려면 반드시 고단백질 식사를 해야 한다. 뇌내 엔도르핀의 구성 재료는 대부분 단백질이기 때문이다.

앞서 말한 대로 단백질은 20종류의 아미노산으로 이루어진다. 식사를 통해 섭취한 단백질은 몸속에 들어가면 일단 아미노산으로 분해된 다음, 우리 몸의 구성 재료와 효소로 재합성된다. 20종 중에서 필수 아미노산 8종은 체내에서 생성되지 못하므로 외부에서 섭취해야 한다. 이것은 한 번에 많이 먹어서 비축할 수도 없다. 게다가 뇌내 엔도르핀이 많이 분비되면 그만큼 재료가 빨리 소진된다. 그러므로 식사를 통해 매일 양질의 단백질을 섭취해야만 뇌세포를 활성화할 수 있다.

몸속의 호르몬은 현재 백수십여 종이 발견되었다. 호르몬은 아미노산이 수십 개씩 이어진 단백질의 일종인데, 식사를 통해 섭취하는 단백질의 양과 질이 모두 불충분하면 아무리 플러스 발상을 해도 뇌내 엔도르핀이 원활하게 분비되지 못한다. 뇌내 엔도르핀이라고 불리는 호르몬 물질은 모두 20종이라고 알려졌는데, 모두 타이로신이라는 아미노산이 중요한 역할을 한다. 따라서 타이로신이 없으면 뇌내 엔도르핀 계통의 호르몬이 생성되지 않는다.

타이로신은 필수 아미노산이 아니므로 체내에서 합성되는데, 그것도 재료가 있어야만 가능하다. 따라서 고단백질 식사를 해서 항상 재료를 보충해야 한다. 이제 고단백질 식사가 왜 중요한지 알았을 것이다. 뇌내 엔도르핀에 도움이 되는 식사법은 3장에서 자세히 다루기로 하겠다.

핵심은 식사, 운동, 명상

또 하나, 뇌내 엔도르핀에 대해 알아둬야 할 중요한 사실이 있다. 그것은 뇌파와의 관계이다. 뇌내 엔도르핀이 나올 때는 반드시 뇌에서 알파파의 뇌파가 동시에 발생한다. 베타파가 나올 때는 베타 엔도르핀이 사라진다. 똑같은 자극을 받아도 그 내용을 머리에서 어떻게 받아들이느냐에 따라 알파파가 되기도 하고 베타파가 되기도 한다. 베타파는 살아가는 데 불가결한 요소지만 베타파만 나오면 인간은 오래 살 수 없고 인생을 즐기기도 어렵다.

알파파를 분비하는 방법은 간단하다. 어떤 일이든 긍정적으로 받아들이고 감사하며 플러스 발상을 하면 알파파 상태가 될 수 있다. 알파파 상태와 뇌내 엔도르핀 분비의 관계는 닭이 먼저인지 달걀이 먼저인지를 따지는 것과 같다. 이 둘은 확실하게 하나로 연결되어 있다.

알파파 방출에 가장 효과적인 방법은 명상이다. 그러므로 명상을 하는 연습을 많이 하면 알파파를 자유롭게 방출할 수 있다. 알파파가 나오는 것은 뇌내에 베타 엔도르핀 등 쾌감 물질을 분비할 수 있다는 뜻이다. 이것을 자유롭게 할 수 있으면 인생이 좀 더

다채로운 색채를 띠게 될 것이다.

때로 어떤 일을 시작할 때 저도 모르게 긴장해서 실력을 발휘하지 못하는, 이른바 '노력 역전의 법칙'이 적용되곤 한다. 이것은 아드레날린 계통의 신경전달 물질 때문이다. 이때 플러스 발상을 해서 의식적으로 뇌내 엔도르핀을 분비하면 뇌파가 알파파로 바뀌면서 대뇌의 전두연합령이 활성화된다. 그런 상태에서는 의식과 잠재의식이 통합되어 뇌의 심층 단계에서 성공을 향해 긍정적으로 발상할 수 있게 된다. 이 상태에서는 잠재의식을 의식적으로 통제할 수 있으므로 다양한 능력이 활성화된다. 잠재의식이 활성화되면 감이나 영감이 발휘되기 쉽고, 그만큼 뛰어난 창의성을 발휘할 수 있다.

이제 내가 프롤로그에서 식사·운동·명상이라는 3요소가 핵심이라고 말했던 이유를 알았을 것이다. 뇌내 엔도르핀에 도움이 되는 '식사', 근육을 붙이는 '운동', 알파파를 방출하는 '명상', 이 세 가지가 핵심이다.

'병은 마음에서 온다'는 옛말은
의학적으로도 옳다

뇌내 엔도르핀의 작용이 해명되자 인간의 마음도 생각으로 제어할 수 있다는 사실이 밝혀졌다. 인간의 마음은 뇌 안의 뇌간, 대뇌변연계, 대뇌신피질로 이루어지는데, 이 마음을 관장하는 뇌에 도파민분비 신경이라는 것이 있다(그림 9). 도파민분비 신경은 쾌감 신경이라고도 하며, 어떤 자극을 받으면 쾌감을 생성한다. 흥미

그림 9 **도파민(분비) 신경의 위치**

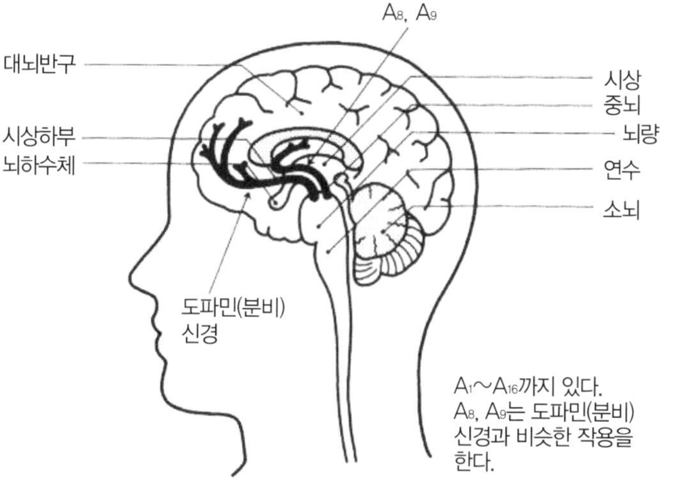

A8, A9

대뇌반구

시상하부
뇌하수체

시상
중뇌

뇌량

연수

소뇌

도파민(분비)
신경

A1∼A16까지 있다.
A8, A9는 도파민(분비)
신경과 비슷한 작용을
한다.

롭게도 도파민분비 신경은 성욕, 식욕, 체온 조절과 같은 극히 원시적인 생리 욕구에서부터 운동, 학습과 기억, 나아가 최종적으로는 가장 높은 인간의 정신을 관장하는 뇌, 즉 전두연합령까지 이어져 있다.

맛있는 음식을 먹거나 성행위를 하면 우리는 강렬한 쾌감을 느낀다. 그런데 운동이나 공부를 할 때도 말할 수 없는 쾌감이 발생한다. 또 남을 위해 도움이 되는 일을 하거나 이 세상을 좋게 하는 행위를 할 때도 무척 높은 차원의 정신적인 기쁨을 느낀다. 이런 인간의 사고나 행위에서 발생하는 쾌감은 모두 도파민분비 신경에서 비롯된다.

도파민분비 신경은 1954년 우연히 발견되었는데, 이것은 베타 엔도르핀 등 뇌내 엔도르핀의 존재를 밝히는 데 중요한 단서가 되었다. 또 도파민분비 신경에 관한 연구를 진행하면서 다른 중요한 사실이 밝혀졌다. 그것은 우리 인간의 뇌는 이 신경을 통제할 수 있다는 사실이다. 도파민분비 신경은 개나 고양이는 물론 파충류에도 있다. 따라서 동물들도 쾌감을 느끼지만 이들에게는 이 신경을 통제하는 상위 뇌가 없다. 그러나 인간의 뇌에는 대뇌신피질이 있으므로 도파민분비 신경을 통해 쾌감을 얻을 수 있으며, 이 신경을 자유롭게 조절할 수도 있다. 도파민분비 신경을 통제하는 열쇠가 되는 물질이 바로 뇌내 엔도르핀의 일종인 베타 엔도르핀이다.

　인간도 대뇌신피질을 제거해버리면 개나 고양이와 다를 바 없게 된다. 또한 개나 고양이의 상위 뇌인 대뇌변연계까지 제거하면 인간의 뇌는 파충류와 같은 수준으로 떨어진다. 우리가 식생활이나 성행위에 동물개나 고양이, 파충류 등과 다른 의미와 가치를 부여할 수 있는 것도 대뇌신피질 덕분이다. 나아가 더 차원이 높은 사랑이나 자아실현과 같은 욕구로 단계를 높여갈 수 있는 것도 대뇌신피질이 있기 때문이다.

　그런데 인간이 사랑이나 자아실현을 이루게 하는 동기도 결국은 그 행위가 쾌감을 수반하기 때문이다. 아무리 고매한 이상을 갖고 있어도 인간은 쾌감을 얻을 수 없는 일은 결국 하려고 하지 않는다. 다만 고맙게도 우리는 좋은 일을 하면 좋은 호르몬이 나오도록 설계되어 있다. 연인을 위해서, 아이를 위해서, 아내를 위해서, 조직을 위해서라고 생각하면 힘들고 고된 일을 하면서도 쾌감을 얻을 수 있다. 그러면 뇌파는 알파파 상태가 되고 베타 엔도르핀이 활발하게 분비된다.

　기억력 향상과 인간관계를 원만하게 유지하는 능력도, 의욕이나 인내심, 창의성을 발휘하는 것도 모두 베타 엔도르핀과 관련이 있다. 그래서 인간의 모든 정신 활동을 좋은 쪽이나 나쁜 쪽으로 이끌어가는 것은 그 사람의 사고방식에 달려 있다는 것이다. 사물을 좋은 쪽으로 생각하고 플러스 발상을 하면 베타 엔도르핀이 분비되어 기분이 좋아진다. 그러나 불쾌하다고 생각하고 남을 미워하거나 화를 내면 베타 엔도르핀이 분비되지 않는다. 그 메커니즘에 대해서는 아직 명확히 밝혀지지 않았지만 '병은 마음에서 온다'는 옛말이 하나도 그르지 않다는 사실만큼은 확실하다.

긍정적인 자세로 '아, 행복하다', '정말 기뻐', '난 여전히 운이 좋아'라고 생각하면 베타 엔도르핀의 세상에 들어갈 수 있다. 하지만 같은 자극을 받았는데도 '짜증나', '힘들어', '복수할 거야'라고 생각하면 불쾌함, 질병, 사고, 대립과 항쟁, 실패, 실의, 낙담 등 자신을 파괴하는 방향으로 인도될 것이다.

뇌내 엔도르핀에 관해서는 아직 밝혀지지 않은 부분이 많다. 내가 파악한 내용은 아마도 전체의 10%에도 미치지 못할 것이다. 하지만 21세기의 건강법과 의료계가 최대 목표로 삼아야 하는 대상이 뇌내 엔도르핀이라는 것만은 확실하다.

1장 요약 정리

- '마음으로 생각한 것'은 추상적인 관념이 아니라 실제로 물질화되어 '몸에 작용한다'.
- 화가 나거나 긴장하면 뇌에서 노르아드레날린이, 공포를 느끼면 아드레날린이 분비된다.
- 사물을 좋은 방향으로 해석하면 베타 엔도르핀이 분비된다. 이 호르몬은 젊음을 유지하고 암세포를 해치우며 사람을 기분 좋게 만든다.
- 세상과 사람들에게 도움이 되지 않는 일, 남들에게 원한을 사는 일을 하면 결국 뇌는 그 사람을 파멸의 길로 이끈다.
- 뇌내 엔도르핀에는 지렛대와 같은 증폭 효과가 있다.
- 인간의 욕구는 다음의 5F로 표현할 수 있다.

  ① 성욕(Fucking) ② 식욕(Feeding) ③ 집단의식 욕구(Flocking) ④ 공격 · 정복 욕구(Fighting) ⑤ 도피 · 도주 욕구(Fleeing)
- 인간의 기본 욕구는 단계적으로 높아진다.

의학으로 증명하는 플러스 발상의 효과

(매슬로의 인간 욕구 5단계 이론)

① 생리적 욕구 ② 안전 욕구 ③ 소속감과 사랑에 대한 욕구 ④ 존중 욕구 ⑤ 자아실현 욕구

- 뇌내 엔도르핀에도 감마 아미노낙산이라는 억제 물질이 작용하지만, 인간의 최상위 뇌인 전두연합령이 자극을 받아 뇌내 엔도르핀이 분비될 때만큼은 음성 피드백이 작용하지 않는다.

- 플러스 발상을 하면 체내의 제약 공장에서는 몸에 도움이 되는 약이 제조된다.

- 뇌내 엔도르핀이 나올 때는 반드시 뇌에서 알파파의 뇌파가 동시에 발생한다.

- 도파민(분비) 신경은 성욕, 식욕, 체온 조절과 같은 생리 욕구에서 운동, 학습과 기억, 나아가 최종적으로는 가장 높은 인간의 정신을 관장하는 뇌, 즉 전두연합령까지 이어지면서 인생의 쾌감을 제공한다.

2장

근육을 만들면
병에 걸리지 않는다

지방을 섭취해도 생활습관병에 걸리지 않는다 | 격렬한 운동은 25세까지만 | 운동을 마치고 갑자기 멈추지 마라 | 고강도 운동은 백해무익 | 30대 이후에는 스트레칭이 좋다 | 우뇌를 사용하면 오래 산다 | 근육을 키우는 운동과 지방을 연소하는 운동 | 비만도 사라지고 콜레스테롤 수치도 내려간다 | 좋아하는 대상을 상상하면 알파파가 나온다 | 동양의학은 기분을 좋게 만드는 의학 | 병에 걸리기 전에 치료하는 것이 동양의학의 역할 | 알파파가 나오는 명상법 | 하루 최소 5천 보, 우뇌를 움직이며 걸어라

2장 | 근육을 만들면 병에 걸리지 않는다

지방을 섭취해도 생활습관병에 걸리지 않는다

생활습관병에 걸리는 원인은 대부분 지방이다. 스트레스와 지방, 이 두 가지가 겹치면 대체로 질병 위험권에 들어간다. 그런데 요즘은 이 두 가지가 너무나 쉽게 쌓이는 시대이므로 당연히 생활습관병에 걸릴 가능성이 더욱 높아질 수밖에 없다.

이 세상에서 과식 때문에 죽는 동물은 인간과 가축, 동물원의 동물밖에 없다. 가축이나 동물원의 동물도 인간이 관리하므로 결국 이 모든 것은 인간의 잘못이라고 할 수 있다. 하지만 아무리 반성한다고 해도 맛있는 음식을 먹고 싶은 본능적인 욕구를 참기는 어렵다. 아는 것과는 별개로 결국 건강에 나쁜 식생활을 하게 된다. 맛있는 음식에는 거의 예외 없이 지방이 들어 있는데, 좀 과장해서 말하자면 지방 독의 습격으로 죽는 것이다.

지방 독에 당하지 않으려면 어떻게 해야 할까? 간단하게 생각하면 '지방을 섭취하지 않는 것'이 답이다. 그러나 그게 어디 말처럼 쉬운가? 현실적으로는 불가능하므로 나는 차라리 지방을 원하는 마음을 인정하는 편이 낫다고 생각한다. 맛있는 음식을 먹으면 기분이 좋아지고, 그러면 뇌내 엔도르핀이 나오는 플러스 작용을 하기 때문이다. 먹고 싶은 음식을 참으면서 스트레스를 받아서 결국 노화가 촉진되거나 생활습관병에 걸린다면 주객이 전도된 셈이 아닌가!

그런데 지방을 섭취하고도 지방 독에 당하지 않는 방법은 없을까? 근육을 충분히 만들어서 유지하면 된다. 근육량과 산소만 있으면 지방이 연소되고 탄산가스와 물로 분해된다. 다시 말해 근육량만 감소하지 않으면 지방 독에 당하지 않는다. 중년이 되어 비만 체형이 되고 생활습관병에 걸리는 것은 근육량이 감소하기 때문이다.

근육은 몸의 형태를 만들고 몸을 움직이는 역할을 한다. 그리고 또 하나 중요한 역할을 하는데 혈액 순환을 좋게 하는 것이다. 혈액은 심장이 펌프 역할을 해서 온몸에 공급되는데 각 세포에 영양과 에너지를 공급한 다음 세포 노폐물을 받아서 정맥혈이 되어

다시 심장으로 돌아간다. 공급받은 혈액을 심장으로 되돌려보낼 때 온몸의 근육에 힘이 필요하다. 그래서 근육은 '제2의 심장'이라고도 불린다. 즉, 혈액 순환은 심장과 전신의 근육이 함께하는 공동작업이다. 따라서 근육이 감소하면 혈액 순환이 잘 되지 않으며, 이것이 생활습관병을 유발한다.

근육이 줄었는지는 복부를 보면 알 수 있다. 배가 나와 있으면 지방이 축적되고 근육은 줄고 있다는 증거이다. 당연히 혈액 흐름도 좋지 않은 상태이다. 배는 다른 말로 복강腹腔이라고 하는데 내장이 들어 있는 빈 공간이어서 지방이 쉽게 축적된다. 지방은 피하에도 쌓이지만 복강에 특히 잘 쌓인다. 그러므로 이곳을 확인하면 지방이 축적된 정도를 한눈에 알 수 있다.

배가 볼록 튀어나왔다면 이미 상당한 속도로 뇌세포가 죽어가고 있다는 뜻이다. 배의 상태만 확인해도 노화 진척도와 생활습관병에 걸릴 가능성을 어느 정도 파악할 수 있다.

격렬한 운동은 25세까지만

배가 나오기 시작했다면 이제 어떻게 해야 할까? 근육이 감소한 상태이므로 다시 근육을 만들면 된다. 다만 여기서 한 가지 문제는 근육을 만들기 위해서는 에너지가 발생한다는 사실이다. 그때 독성 물질인 활성산소가 발생하므로 이 독성을 제대로 중화시켜야 한다.

젊을 때, 즉 25세 정도까지는 활성산소의 독을 중화하는 SOD가 충분히 만들어지므로 큰 문제 없이 중화할 수 있다. 그러나 25세 이후, 즉 뇌의 성장이 멈추는 시점이 오면 어떤 이유인지 SOD가 더는 생성되지 않는다. 그러므로 몸을 단련해서 근육을 붙이려 한다면 아직 뇌가 성장 중인 25세 이전에 하는 것이 좋다. 젊을 때는 격렬한 운동을 해서 활성산소가 다소 발생된다고 해도 큰 문제가 되지 않기 때문이다. 이 시기에 근육을 만든 다음 이후에는 더는 근육량이 줄어들지 않도록 유지하는 것이 최선이다.

그런데 뇌 성장이 멈추면 이제 몸을 단련할 수 없을까? 그렇지 않다. 뇌의 젊음을 유지하기 위해서는 뇌내 엔도르핀이 충분히 분비되기만 하면 된다. 뇌내 엔도르핀을 분비하여 활성산소의 해를 중화하면서 몸을 단련하면 된다. 정리하면 25세가 넘으면 되도록 과격한 운동은 피하고 지방을 연소할 수 있는 저강도 운동을 하자. 저강도 운동을 하면 뇌내 엔도르핀도 잘 분비되고 활성산소의 독성도 중화되기 때문이다.

사실 운동이 주는 효과와 활성산소로 인한 폐해 사이에서 균형을 잡는 일은 생각보다 쉽지 않다. 뇌라는 기관은 의외로 연약하기 때문이다. 뇌는 몸 전체에서 보면 작은 기관이지만 에너지 소비가 상당하다. 앞서 말했듯이 산소 소비량이 몸 전체의 20%에 달한다. 따라서 산소가 원활하게 공급되어야 하며, 잠깐이라도 산소 공급이 중단되면 가장 먼저 심하게 타격을 받는다. 예를 들어, 산소가 공급되지 않으면 뇌는 3분도 견디지 못한다. 다른 기관은 아직 살아 있는데 뇌사 판정을 받는 것은 일단 뇌가 죽으면 두 번다시 정상으로 돌아오지 않기 때문이다. 그러므로 뇌혈관의 혈액 흐름이 악화되는 것은 다른 부위의 혈액 순환이 잘 되지 않는 것과는 차원이 다른 문제이다.

이미 1장에서 뇌내 엔도르핀 분비가 얼마나 중요한지 강조한 바 있다. 뇌내 엔도르핀 분비 자체도 중요하지만 더 큰 문제는 노르아드레날린이나 아드레날린이 분비됨에 따라 혈관을 수축시키고 혈류를 저해할 우려가 있다는 것이다. 노르아드레날린이나 아드레날린은 내가 아는 한 가장 강력한 혈관 수축 물질이다. 이 물질이 많이 분비되면 혈관이 수축될 뿐 아니라 막히기 시작한다. 이것은 다음과 같은 원리로 진행된다.

먼저 혈관이 수축하면 혈액 흐름이 저해된다. 혈액 흐름이 나빠지면 산소가 공급되는 양도 줄어든다. 산소가 부족하면 혈액 성분인 혈소판 등이 쉽게 망가진다. 이 망가진 혈소판이 혈전이 되어 혈관을 막기 시작한다. 지방도 혈관에 쌓이기 쉽지만 혈액이 원활하게 흐르면 여간해서는 쌓이지 않는다. 따라서 혈관이 막히는 현상을 일으키는 근본적인 원인은 바로 혈관 수축이다.

뇌의 굵은 혈관이 막히는 증상이 뇌경색인데 그렇게 되기 전에 반드시 가는 혈관부터 막힌다. 막힌 혈관과 가까이 있는 세포는 점점 죽어간다. 그러면 이른바 치매에 걸린다. 인간은 30대 후반이 되면 이런 식으로 하루에 10만 개 꼴로 뇌세포가 죽어간다고 한다. 하루에 10만 개라고 하면 대단히 많아 보이지만 원래 인간은 120년은 현역으로 살 수 있게끔 태어나므로 타고난 기능을 손상하지 않으면 수명에 관해서는 걱정하지 않아도 된다.

여기서 가장 큰 문제는 근육을 만드는 것이다. 앞서 말했듯이 운동을 해서 근육을 붙일 때는 에너지가 많이 필요하고, 에너지가 발생하면 활성산소도 함께 발생한다. 활성산소의 해를 최대한 줄이면서 근육을 붙이려면 어떻게 해야 할까? 먼저 활성산소가 어떻게 발생하는지 자세히 살펴보자.

활성산소는 재관류일 때 대량으로 발생한다. 재관류란 일단 혈액 흐름이 멈추었다가 다시 흘러가기 시작하는 현상을 말한다. 모세혈관의 굵기는 혈구 한 개가 겨우 지나갈 정도이다. 예를 들어, 노르아드레날린이 분비되어 혈관이 확 수축하면 순간적으로 혈액 흐름이 멈춘다. 그러나 심장이 펌프 역할을 하여 일정한 압력으로 혈액을 밀어내기 때문에 얼마 안 가 다시 혈액이 흐르기 시작한다. 그때 활성산소가 대량으로 발생한다는 것이다.

활성산소는 먼저 세포를 공격해서 유전자를 손상시킨다. 손상된 곳에 따라서는 암이 발생하기도 한다. 유전자가 손상되지 않아도 혈관 내피가 상처를 입고 염증을 일으킨다. 그러므로 혈액 흐름이라는 것은 봄날의 시냇물처럼 항상 막힘없이 흘러야 한다. 걸핏하면 화를 내는 사람이 일찍 죽고, 온화한 사람이 오래 사는 것은 혈관 수축 정도의 차이 때문이라고 해도 과언이 아니다.

운동을 마치고 갑자기 멈추지 마라

혈액이 항상 원활하게 흐르게 하려면 충분한 근육을 붙여야 하는데, 이를 위해서는 운동을 해야 한다. 운동을 하면서 활성산소의 폐해를 줄이는 방법 중 하나는 운동을 갑자기 그만두지 않는 것이다.

이해를 돕기 위해 성행위를 예로 들어 설명해보겠다. 성행위는 상당히 격렬한 운동이며, 격한 운동일수록 활성산소가 많이 발생한다. 또한 성행위는 대량의 뇌내 엔도르핀을 분비한다. 그만큼 기분이 좋은 행위이므로 저도 모르게 점점 격렬해지는 경향도 있다. 뇌내 엔도르핀 분비는 몸에 좋다. 예부터 성행위는 미용과 건강에 좋다는 설이 있었는데 고지식한 사람은 그 말을 부정할 수도 있겠지만, 뇌내 엔도르핀이 충분히 나온다는 사실을 볼 때 속설로 치부할 수만은 없다. 욕구를 만족시켜 뇌를 기쁘게 하는 것은 몸과 마음에 모두 좋기 때문이다. 다만 문제는 '격렬한 운동을 하고 어떻게 마무리할 것인가'이다.

격렬한 운동을 할 때는 혈액 흐름이 증가한다. 그런데 운동을 갑자기 그만두면 그때까지 순조롭게 흐르던 혈액에 갑자기 산소가 부족해진다. 이것을 산소 부채oxygen debt라고 하는데, 운동을 할 때는 산소가 많이 필요하므로 몸에 비축해두었던 산소를 끌어다 쓴다. 예를 들어, 100m를 전력 질주하면 목적지에 도착한 뒤 헉헉거리며 숨을 몰아쉰다. 이것은 몸속에 있는 산소를 빌려서 사용하고, 그만큼 원래대로 되돌려주기 위해 서둘러서 산소를 공급하는 것이다. 이때 혈관 내에서는 재관류 장애와 동일한 현상이 일어난다. 즉, 활성산소가 대량으로 발생한다. 따라서 격렬한 운동일수록 갑자기 그만두면 안 된다.

성행위를 한 뒤에 곧바로 등을 돌리고 코를 골며 자는 것은 건강에 좋지 않다. 즉, 성행위를 마치자마자 갑자기 움직임을 멈추는 것은 몸에 좋지 않다는 말이다. 성행위를 한 뒤 두 사람이 함께 기공을 하면 가장 좋겠지만 실제로 이렇게 하는 사람은 거의 없을 것이다. 그렇다면 두 사람이 함께 샤워를 하는 것도 좋다. 즐겁게 대화를 주고받으면서 씻겨주는 것도 운동이라고 할 수 있다.

야구선수 중에서도 투수는 경기를 마친 다음 날이면 팔을 쓸 수 없을 정도로 지친다고 한다. 그런데 이것은 경기 후 마무리 운동을 제대로 하지 않았기 때문이다. 투구를 한 뒤에도 가볍게 공을 몇 번 던지면서 서서히 혈액 흐름의 속도를 낮추었다면 그 정도로 심하게 지치지 않을 것이다.

　다음 날에 피로감을 느끼는 것은 전날 사용한 근육 때문이다. 그런데 근육만이 아니라 사실은 뇌도 지쳐 있다. 몸을 움직였을 때, 특히 격렬한 운동을 한 다음에는 어떤 경우에도 갑자기 멈추지 말아야 한다. 이것이 활성산소의 피해를 받지 않고 근육을 단련하는 방법이다. 이렇게 할 수 있다면 운동을 한 만큼 몸과 뇌에 긍정적인 영향을 줄 수 있다.

고강도 운동은 백해무익

　격렬한 운동 이야기를 한 김에 초고강도 운동에 관해서도 살펴보겠다. 고강도 운동이란 이른바 수행을 말한다. 회사생활을 하는 직장인은 지옥 훈련 등을 하기도 하고, 학생들은 해병대 캠프 같은 극기 훈련을 하기도 한다. 종교나 자아 단련을 위한 수행도 있다. 폭포수를 맞거나 혹독한 추위 속에 산중에 틀어박히는 것도 초고강도 운동이다. 스포츠 경기를 위해 연습하는 것도 운동량이 엄청나다. 운동량은 그다지 많지 않지만 심리적으로 대단히 힘든

'수행'이라는 행위도 있다. 이런 훈련을 통틀어 초고강도 운동이라고 규정할 때 그런 훈련을 하는 것은 사람에게 좋은 영향을 미칠까, 아니면 나쁜 영향을 미칠까?

그 점을 논하기 전에 먼저 내 개인적인 경험부터 이야기하겠다. 나는 어릴 적부터 일반인은 절대 하지 않는 혹독한 훈련을 받으며 자랐다. 프롤로그에서 잠시 언급했듯이 우리 집안은 대대로 동양의학을 가업으로 이어왔고, 가업을 이어받을 사람은 특수한 수행을 거쳐야 했다. 일종의 후계자 수업이었는데, 나는 고작해야 대여섯 살인 어린 나이부터 이런 고된 수행을 억지로 해야만 했다. 감나무에 하루 종일 묶여 있거나 한밤중에 산속에서 별을 쳐다봐야 하는 일을 영문도 모른 채 해야 했다. 폭포수를 맞는 일은 수차례나 있었고 '이러다 죽겠구나' 싶은 적이 한두 번이 아니었다.

이렇게 고달픈 수행을 하면 죽을 만큼 힘들고 괴롭다. 처음에는 노르아드레날린과 아드레날린은 물론 활성산소도 많이 분비되었을 것이다. 그런데 이런 위험을 무릅쓰면서까지 혹독한 수행을 하는 이유는 무엇일까? 바로 극한 상황에 자신을 몰아붙여서 뇌내 엔도르핀을 분비할 수 있는 훈련을 하기 위해서이다. 극한 상황을 여러 번 겪으면 점차 그 경험에서 기쁨을 느낀다. 거의 조건반사

적이다. 그리고 그 경험이 기억으로 DNA나 RNA에 새겨지면 그 다음부터는 괴로운 수행을 할 때에도 뇌내 엔도르핀이 나와 행복감을 느낄 수 있게 된다.

예를 들어, 단식이라는 수행을 생각해보자. 이것은 식욕이라는 본능을 억누르는 것이므로 상당히 힘든 행위이다. 나는 대여섯 살부터 단식을 해야 했고, 초등학교에 입학한 뒤부터는 일주일간 단식을 하는 일도 종종 있었다. 이때는 물만 마시고 식사를 전혀 하지 않는다. 배가 고프고 의식이 몽롱해진다. 그런 상태에서 할아버지가 내 귓전에 이런저런 이야기를 속삭이면 그 말이 그대로 마음에 스며들었다. 그와 동시에 엄청난 행복감이 서서히 밀려들었다. 나는 이 훈련을 통해 인내심과 집중력을 키웠다. 그렇다고 해서 다른 사람에게 이 과정을 권하고 싶은 생각은 전혀 없다.

옛날에는 뇌내 엔도르핀의 존재가 알려지지 않았다. 극한 상황을 경험하면 저 너머에 기묘한 행복감과 쾌감을 느낄 수 있는 세상이 있다는 것만 알 뿐이었다. 한번 그 세상을 경험한 다음부터는 같은 극한 상황에 처해도 좌절하지 않고 오히려 적극적으로 그 상황에 대처하는 근성이 키워진다. 경험적으로 알게 된 그 사실을 인간의 심신을 단련하기 위해 활용한 셈이다.

이러한 수행을 성공적으로 하기 위한 비결은 자신이 겪게 되는 괴로운 상황을 플러스로 받아들이는 것이다. 그 상황을 마이너스로 받아들이면 노르아드레날린, 아드레날린이 분비되고 그와 동시에 활성산소도 나온다. 하지만 솔직히 말해 이런 상황을 플러스로 받아들일 수 있는 사람이 얼마나 되겠는가?

나도 처음에는 마이너스로 받아들였다. 하지만 우리 집안은 대대로 이런 수행을 해왔으므로 내 유전자 안에도 그런 흔적들이 새겨져 있었을 것이다. 무엇보다 수행의 핵심을 알고 지도해주시는 할아버지가 있었기에 그 과정을 잘 극복할 수 있었다. 하지만 보통 사람은 자칫 잘못하면 오히려 마이너스 결과를 낳기 쉽다.

극기 훈련이나 해병대 캠프와 같은 경험은 그 취지도 이해할 수 있고 효과도 있겠지만, 위와 같은 위험성을 생각하면 찬성하기는 어렵다. 다만 요즘 아이들은 과보호 속에서 자라는 경향이 있으므로 합숙을 통해 평소와는 다른 검소한 식사와 불편한 생활을 경험한다는 의미에서는 효과가 있을 수도 있다. 뇌가 발육 단계에 있는 동안에는 틀림없이 좋은 효과를 얻을 수 있을 것이다. 뇌는 대부분 열 살 정도까지 성장하므로 이런 훈련을 하려면 열 살 전에 하는 것이 좋다. 한 인간의 성장 과정을 볼 때 세 살, 다섯 살, 일곱 살, 열 살을 성장 전환점으로 볼 수 있다.

다시 본론으로 들어가면, 결국 초고강도 수행은 그 나름의 의미가 있는 것이 사실이다. 하지만 뇌내 엔도르핀의 메커니즘이 밝혀진 지금은 굳이 위험을 수반한 과격한 행위를 하지 않더라도 뇌내 엔도르핀에 관한 지식을 익혀서 우리 몸과 마음에 적용하면 된다. 후나이종합연구소의 후나이 유키오 회장은 '긍정적 사고, 감사하는 마음, 사랑, 플러스 발상을 실천하기만 하면 충분하다'고 말한다.

극기 훈련이나 운동선수가 하는 혹독한 훈련은 요즘 시대에는 그다지 권장하지 않는다. 좋고 나쁨은 차치하고 수행을 지도할 노하우도 없는 사람이 풍요로운 환경에서 자란 사람에게 갑자기 혹독한 훈련을 시키는 것은 득보다 실이 많기 때문이다.

30대 이후에는 스트레칭이 좋다

젊을 때는 다소 과격한 운동을 해도 괜찮지만 그것도 25세까지가 한계이다. 그 이후에는 과격한 운동은 우리 몸에 유익한 면보다는 해로운 면이 더 많다. 그렇다면 30대 이후에는 어떤 식으로 근육을 단련해야 할까? 가장 좋은 것은 스트레칭처럼 유연한 운동을 하는 것이다. 스트레칭은 평소에 잘 쓰지 않는 근육을 움직인다는 의미가 있다.

근육 중에는 근긴장성섬유라는 근육이 있다. 이것은 뇌의 시상하부와 이어져 있다. 이 근육이 자극을 받으면 뇌내 엔도르핀이 분비되어 기분이 좋아진다. 사람이 운동을 하면서 기분이 좋아지는 것은 이 근육을 사용하기 때문이다. 이 근육을 쭉 펴주면 뼈 속에 혈액을 풍부하게 집어넣는 효과도 있다. 근육을 펴주는데 왜 뼈 속에 혈액이 들어간다는 것일까? 그것은 다음과 같이 설명할 수 있다.

지금 눈앞에 죽통이 하나 있는데 그 죽통 표면에 구멍이 몇 개 뚫려 있다고 하자. 그 죽통을 젖은 수건으로 감싼 다음 비닐로 다시 한 번 싼다. 그런 다음 두 손으로 죽통을 세게 짠다. 그러면 당연히 구멍을 통해 물이 죽통 안으로 들어갈 것이다. 근긴장성섬유를 펴주는 것은 이런 행위와 같은 효과가 있다. 이것은 뼈의 혈액 흐름을 늘려서 뼈의 노화를 방지하는 데 효과적이다. 골다공증 등에도 대단한 효능이 있다.

스트레칭을 할 때는 관절을 움직이지 않는다. 관절을 움직이지 않고 최대한 근육을 늘려주는 운동을 스트레칭이라고 한다. 스트레칭은 본격적인 운동을 하기 전에 하는 워밍업인데 우리 병원에서는 40여 가지 동작으로 정리해놓았다(그림 10). 스트레칭을 한 다음에는 본격적인 운동을 해서 근육을 단련한다. 근육을 붙이려면 고강도 운동을 해야 한다. 근육은 일정한 부하를 가해야만 붙으며, 부하를 가하는 것이 바로 고강도 운동이다.

우리 병원에서는 여러 가지 기구를 사용해 고강도 운동을 하는데 문제는 부하 정도를 설정하는 것이다. 부하는 어느 정도 적정량이 있으며, 부하가 가해지지 않으면 전혀 효과가 없다. 반대로 지나친 부하는 활성산소의 해를 입게 된다. 얼마나 부하를 가할지는 다음의 수식에 연령과 성별을 대입하여 산출할 수 있다.

남성 최고 심박수 = 209 - (0.69 × 연령)

여성 최고 심박수 = 205 - (0.75 × 연령)

그림 10 **스트레칭 동작**

1. 무리하지 않고 자신의 유연성에 맞게 한다.
2. 강한 반동이 생기지 않게 조절한다.
3. 운동 중에는 평소 호흡을 유지한다.
4. '기분 좋은 통증'을 느낄 때까지 쭉 펴준다.
5. 20~30초 동안 펴주면 근육이 이완된다.
6. 매일 습관적으로 목욕을 하면 효과적이다.

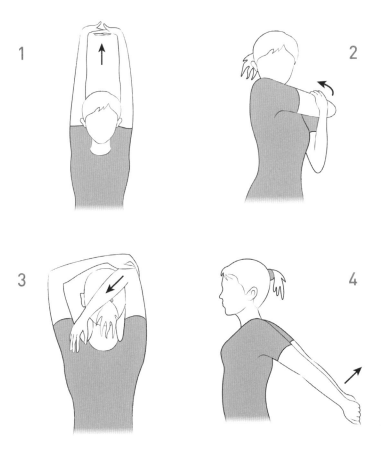

근육을 만들면 병에 걸리지 않는다

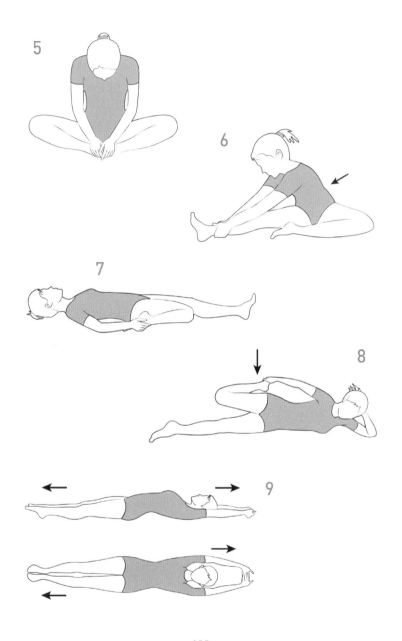

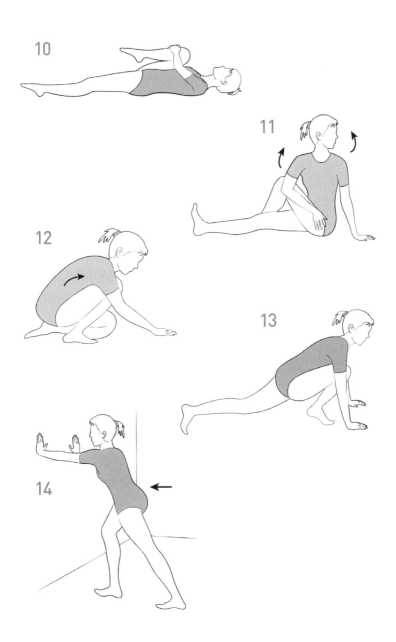

근육을 만들면 병에 걸리지 않는다

앞의 공식을 이용해 각자의 심박수를 산출한 다음, 그 심박수의 60~75%를 유지하도록 운동하는 것이 가장 좋다(그림 11). 지나치게 부하를 가하면 근육량은 증가하지만 활성산소의 독으로 오히려 건강을 해칠 수 있다. 근육을 만드는 목적은 혈액 흐름을 개선하여 지방이 주는 해를 상쇄하기 위해서이다. 그 목적을 잊지 말아야 한다.

그림 11 연령에 따른 최고 심박수와 목표 심박수

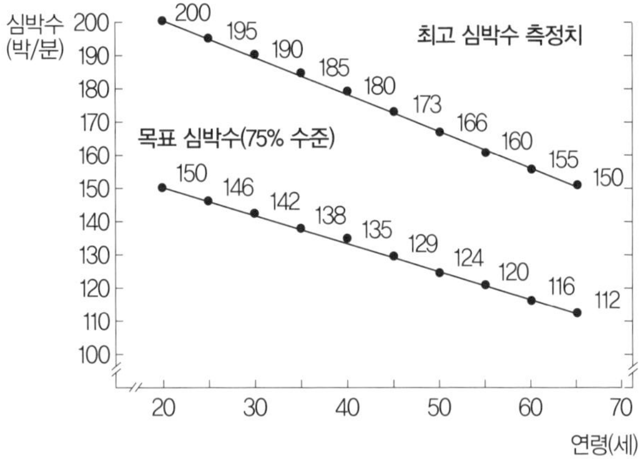

※ 최고 심박수는 연령에 따라 감소하므로 목표 심박수도 그에 맞게 설정해야 한다.

우뇌를 사용하면 오래 산다

　운동선수는 겉보기에 보통 사람보다 훨씬 강인하고 건강해 보인다. 잘 단련된 근육은 아름답기조차 하다. 그들의 육체는 강도 높은 훈련으로 만들어졌다. 그러나 이 훈련 때문에 활성산소의 해를 입고 있다는 사실을 지적하는 사람은 거의 없다.

　스포츠 의학을 공부한 사람은 잘 알겠지만, 운동선수들은 얼핏 건강해 보이지만 실제로는 건강하다고 말할 수 없다. 오히려 건강하지 않다고 하는 편이 정확할 것이다. 그 증거로 일반인들은 힘들게 일하면서도 여건만 허락된다면 정년 60세까지 무탈하게 근무하는 사람이 대부분이지만, 스포츠를 직업으로 삼은 사람 중에 60세까지 현역으로 활동하는 사람은 거의 찾아볼 수 없다.

　프로야구 선수도 30세를 넘기면 베테랑으로 인정받지만, 40대에 현역으로 활동하는 사람은 거의 없다. 마라톤 같은 운동은 20대가 전성기이며 40대는 불가능하다. 씨름이나 스모도 20대가 중심이다. 그뿐만이 아니다. 운동선수는 일반인보다 더 쉽게 몸이 망가지고 평균 수명도 짧은 편이다. 다만 그들은 그로 인해 명예와 돈을 얻을 수 있으므로 육체를 혹사하는 것을 감수한다.

일반인이 그들을 따라하는 것은 어리석기 짝이 없는 짓이다. 최근에는 아마추어 마라톤이 유행이라 일반인도 많이 참가한다. 마라톤이 너무 좋아서 건강을 해쳐도 괜찮다고 생각한다면 상관없지만, 건강을 위해서 마라톤을 한다면 당장 그만두라고 말하고 싶다. 아마추어 마라톤은 백해무익한 행위이다.

특히 여성 마라톤 선수의 경우 마라톤을 통해 청춘을 불사르며 인생을 완성한다는 의미는 있겠지만, 일반적으로 말하는 여자의 행복을 얻기란 거의 불가능하다. 선수 대부분이 생리 불순에 시달리며 생리를 해도 배란을 하지 않는 경우가 많다. 정자와 난자는 활성산소에 취약하다. 그래서 과격한 운동을 하는 선수는 불임이 많고 아이를 낳아도 기형아를 낳을 확률이 높다. 남자 선수도 상당수가 무정자증이다.

과도한 운동이 좋지 않다는 사실은 다음 그래프만 봐도 확실히 알 수 있다(그림 12). 이것은 운동과 수명의 상관관계를 나타낸 그래프로서 장수라는 측면에서 보면 체육계에 종사하는 사람이 명백히 불리하다. 몸을 단련해서 근육이 충분히 있는데도 체육 계통에 종사하는 사람들이 일찍 죽는다는 것은 그만큼 활성산소의 폐해가 크다는 의미이다.

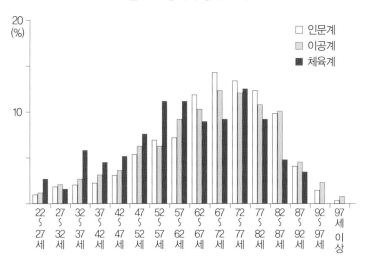

그림 12 **운동과 수명의 관계**

인문계와 이공계 중에는 인문계가 평균 수명이 조금 더 긴데, 이것은 이공계가 논리·계산 작업을 하면서 좌뇌를 사용하는 경우가 많기 때문이라고 추정된다. 뇌내 엔도르핀은 우뇌가 활성화되었을 때 분비되므로 우뇌를 주로 사용하는 인문계가 가장 장수한다. 오래 살려면 근육을 만들어야 하지만, 근육을 지나치게 쓰는 것도 바람직하지 않다.

근육을 키우는 운동과 지방을 연소하는 운동

요즘은 남녀노소 모두 날씬해야 한다고 여긴다. 비만이 생활습관병의 원인임을 생각하면 바람직한 경향이지만 여기에는 한 가지 큰 오해가 있다. 그것은 '운동으로 지방을 감소시킬 수 있다'는 순진한 믿음이다. 오해를 무릅쓰고 말하자면 고강도 운동을 해도 지방은 거의 연소되지 않는다. 지방은 저강도 운동을 할 때 연소된다.

근육을 움직이는 운동에는 다음의 두 가지가 있다. 하나는 근육을 키우는 운동이고, 다른 하나는 지방을 연소하는 운동이다. 이 두 운동은 완전히 다른 종류이다. 근육을 키우는 운동은 고강도 운동이다. 무거운 역기를 들어 올리는 운동이 여기에 해당한다. 반면 조깅이나 워킹처럼 비교적 가볍고 오랫동안 하는 저강도 운동이 지방을 태운다.

왜 격렬한 운동을 하면 지방이 연소되지 않을까? 그 이유는 간단하다. 지방이 연소되려면 충분한 산소가 필요한데 격렬한 운동에서는 그 운동을 하기 위해 몸속의 산소가 모두 동원된다. 그러면 당연히 지방이 연소될 수가 없다. 100m를 전력 질주하는 격렬한 운동으로는 지방을 전혀 연소하지 못한다. 그러므로 살 빼기가 목적이라면 격한 운동은 되도록 피하자. 그런 운동은 아무 효과도 없을 뿐 아니라 활성산소의 해를 입게 될 뿐이다.

고른 호흡을 하면서 편안한 운동을 장시간 지속하면 산소가 충분히 공급되어 지방이 점점 연소된다. 지방을 연소시키는 운동 중 가장 좋은 것은 워킹이다. 우리 병원에서는 1대 1로 약 한 시간 정도 워킹을 하게 한다. 그 정도만으로도 충분히 효과가 나타난다. 저강도 운동은 뇌내 엔도르핀도 분비시킨다. 그러면 운동 자체가 기분 좋은 행위가 된다. 식사를 하고 약간 쉰 다음 워킹을 하면 다소 과식을 해도 지방이 활발하게 연소된다.

걷는 양은 하루에 총 1만 3천 보 정도가 적당하다. 일상생활에서 기본적으로 걷는 양이 있으므로 운동 삼아 걷는 양은 약 8천 보에서 1만 보 정도로 잡으면 된다. 이 점을 염두에 두고 자신이 하루에 걷는 양을 계산해보자. 1만 3천 보는 미국의 병원에서 장애가 있는 환자를 대상으로 워킹을 하게 했을 때 나온 데이터에 근거한 수치이다. 1만 보만 걸었을 때는 병이 재발한 사례가 있었지만 1만 3천 보를 걸었을 때는 병이 나았다. 따라서 하루에 약 1만 3천 보가 기준이 되었다.

문제는 저강도 운동을 꾸준히 하기가 현실적으로 쉽지 않다는 것이다. 건강에 좋다는 것을 알면서도 막상 실천하기는 어렵다. 우리 병원에서는 환자가 꾸준히 저강도 운동을 할 수 있도록 함께하는 사람을 붙여둔다. 사람은 자신만을 위해서라면 아무리 건강에 좋은 일이라도 지속하지 못하는 경향이 있다. 그러나 다른 사람이 보고 있거나 기뻐하거나 그 사람에게 도움이 되는 일이라면 즐거운 마음으로 열심히 하게 된다.

　운동은 기본적으로 활성산소를 많이 발생시킨다. 통계적으로 볼 때 운동을 많이 하는 사람은 일찍 죽는다. 하지만 운동은 지방독에 의해 건강을 해치지 않기 위한 필수 요소이다. 따라서 근육이 부족한 사람은 먼저 스트레칭으로 근육을 풀어준 다음 고강도 운동을 해야 한다. 그 후 저강도 운동을 한 시간가량 해서 지방을 연소시킨다. 이렇게 하면 불필요한 지방은 없어지고 혈액 순환이 잘되어 생활습관병과 인연이 없는 삶을 살 수 있다.

비만도 사라지고 콜레스테롤 수치도 내려간다

또 하나 생활습관병 예방에 효과적인 것이 명상이다. 명상은 기공과 함께 동양의학의 중요한 요소인데 믿을 수 없을 만큼 놀라운 효과를 발휘한다. 우리 병원에서는 입원 환자가 어떤 질병에 걸려 있든 운동과 명상을 동시에 실시한다. 그리고 식이 요법을 병행하고 적절하게 메디컬 마사지를 추가하면 생활습관병이 확연히 개선된다. 아래에 이 요법을 통해 개선된 사례를 몇 가지 소개하겠다. 명상의 효과가 어느 정도인지는 뇌파측정장치를 이용해 알파파의 출력량으로 판단할 수 있다.

사례 1 한 여성58세은 고지혈증과 우울증 진단을 받았다. 비만 정도는 25로 상당히 높은 편이었다. 총콜레스테롤 수치도 275로 정상을 훨씬 웃도는 수치였다정상치는 120~220, 한국의 경우 120~200.

불면과 강박관념이 주요 증상이었고, 이렇다 할 이유가 없는데도 항상 쫓기는 듯한 불안과 초조감에 짓눌려 잠이 오지 않는다고 호소했다. 이 환자에게는 식사 요법과 운동 요법, 명상을 병행하고 가끔 메디컬 마사지도 추가했다. 그 결과 비만도는 3.5%까

지 내려가 정상치 범주로 들어갔다_{정상치는 ±10.} 총콜레스테롤 수치
도 215까지 내려갔다. 정상치가 120~220이므로 이것도 정상으
로 회복되었다고 할 수 있다.

이 환자에게는 명상이 특히 효과적이었다. 꽃을 정말 좋아해서
꽃만 보면 화색이 돌았다. 그래서 미리 꽃이 만발한 영상을 보여
주고 꽃을 떠올리는 연습을 한 다음 명상실에서 명상을 했다. 이
과정을 수차례 반복하자 자유롭게 꽃을 떠올릴 수 있게 되었고,
알파파가 활발하게 분비되었다. 마음 상태는 알파파로 판단하는
것이 가장 정확하다.

알파파를 방출하는 정도는 〈그림 13〉과 같은 방법으로 측정한
다. 알파파가 50% 이상 방출될 때를 1점으로 하고 이것을 점수로
환산한다. 다음에는 전체 면적에서 알파파가 차지한 비율을 계산
하는데 이것을 '달성률_{클리어 레이트, clear rate}'이라고 한다.

100점 만점으로 할 때 이 환자는 처음에 11점에서 60점까지 증
가했다. 11점이라는 수치는 질병 위험 영역에 들어간다. 건강의
근원인 뇌내 엔도르핀이 거의 분비되지 않는 상태이다. 항상 기
분이 우울하고 뚜렷한 이유도 없는데 '나는 이 세상에서 제일 불
행한 사람'이라고 생각했다. 다시 말해 플러스 발상을 하지 못하

그림 13 치료 전과 후의 알파파의 변화

사례 1 : 고지혈증

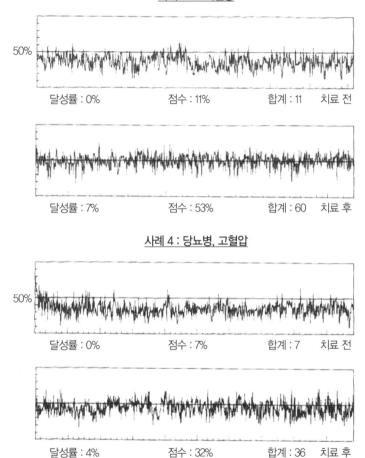

달성률 : 0%   점수 : 11%   합계 : 11   치료 전

달성률 : 7%   점수 : 53%   합계 : 60   치료 후

사례 4 : 당뇨병, 고혈압

달성률 : 0%   점수 : 7%   합계 : 7   치료 전

달성률 : 4%   점수 : 32%   합계 : 36   치료 후

는 것이다.

낮에는 꾸벅꾸벅 졸고 정작 밤에는 잠을 이루지 못했다. 망상이 들고 환청이 들리기도 하므로 그대로 두면 정신병으로 발전될 수도 있었다. 우울증인 사람은 거의 종일 잔다. 의욕을 불러일으키는 도파민 호르몬이 고갈되어 거의 분비되지 않기 때문이다. 이것을 파킨슨병이라고 한다. 파킨슨병의 반대는 도파민이 비정상적으로 분비되어 생기는 조현병이다. 약물 요법으로는 눈앞에 나타난 증상을 개선하는 반짝 효과는 있겠지만, 근본적으로 치료하기는 힘들다. 이 환자는 명상과 식사, 운동으로 증상이 대단히 호전되었다.

증상은 육체에 나타나지만 이것은 전형적인 마음의 병이다. 정신 신체 질환심신증이라고 불리는데 지금은 마음의 병도 뇌에서 분비되는 물질로 판단할 수 있다. 뇌내 엔도르핀과 반대되는 역할을 하는 감마 아미노낙산이라는 물질이 증가한 상태였다. 우리 병원은 뇌내 엔도르핀이 충분히 분비되게끔 치료 방향을 잡는다. 뇌내 엔도르핀이 몸 전체에 퍼져나가면 이런 종류의 병도 호전되기 때문이다. 뇌의 의식 혁명이 가능해지면 어떤 사람이든 대단히 좋은 결과가 나온다. 하지만 대부분의 의사들은 이런 이야기를 적극적으로 받아들이려 하지 않는다.

명상을 잘하게 되면 머릿속을 깨끗이 비울 수 있다. 하지만 그 상태까지 도달하기 위해서는 셀 수 없이 많은 훈련을 해야 한다. 보통은 머릿속을 비우려고 노력할수록 잡념이 불쑥불쑥 떠오르기 마련이다. 따라서 앞서 사례에서도 말했듯이 명상 전에 자신이 좋아하는 사물에 대한 이미지를 미리 뇌리에 심어놓는 과정이 필요하다. 즐거운 이미지를 떠올리면 뇌내 엔도르핀이 나와서 기분이 좋아지고 잡념을 비교적 쉽게 없앨 수 있기 때문이다.

잡념을 없애고 머릿속을 비우면 이윽고 진정한 명상의 영역에 도달하게 된다. 그 단계까지는 도달하지 못하더라도 뇌내 엔도르핀이 작용해서 심신의 다양한 부위가 호전되고 자연 치유력이 향상된다.

좋아하는 대상을 상상하면 알파파가 나온다

사례 2　이 여성46세은 아직 그럴 나이가 아닌데도 간 기능이 현저히 좋지 않았다. 살이 찌지도 않았는데 고지혈증과 지방간이 있었다. 마른 체형이지만 근육량이 적고 지방이 많았다. 장수하기 어렵고 암에 걸리기도 쉬운 체질이다.

이런 사람을 치료하는 방법은 기본적으로 앞의 사례와 같다. 총 콜레스테롤 수치는 273이었는데 T·GPT가 77과 88이었다. 치료 후에 이 수치들은 32와 34까지 떨어졌고, 간 기능 장애를 나타내는 효소량인 감마-GT_{간 기능 장애를 나타내는 효소로 대개 30까지를 정상으로 본다}는 325에서 123으로 내려갔다.

그녀는 개를 무척 좋아했고, 개 이야기를 할 때 가장 행복해했다. 직접 키우는 개도 있었으므로 병원에 그 개를 데려오게 하고 개에 관해 대화를 많이 나누었다. 이 여성의 경우 개 이야기를 하면 뇌내 엔도르핀이 확실하게 나왔기 때문이다. 아침에 개를 데리고 산책을 하도록 한 다음 산책에 대해 이야기하고 명상실로 들어가게 했다. 사실 명상실은 증상이 얼마나 호전되었는지 상태를 확인하기 위해 쓰였을 뿐이고, 이 환자에게는 개와 함께하는 아침 산책이 곧 치료 행위나 다름없었다.

사례 3 당뇨병과 고혈압에 시달리는 남성_{63세}. 이 환자는 공복 시 혈당치가 273이라는 높은 수치를 기록했으므로 입원 치료가 필요했다. 입원 당시에는 의식이 몽롱할 정도로 심각한 상태였으므로 일단 인슐린 주사를 계속 놓았다. 그 뒤에는 내복약으로 바꾸고 인슐린 주사는 중단했다.

273이라는 혈당치가 인슐린으로 126까지 떨어지자 운동 요법과 명상을 시작했다. 명상은 눈을 감고 넓은 하늘을 마음껏 나는 모습을 떠올리는 방식이었다. 비행 경험이 있었으므로 '후지산이 보인다'거나 '날씨가 좋아서 기분이 좋다'는 식으로 훈련이 순조롭게 진행되었고, 명상실에 몇 번 들어간 후에는 더는 약이나 주사에 의지할 필요가 없어졌다. 혈당치는 인슐린 주사를 중단한 상태에서도 110 이하를 유지했고, 최고 혈압도 170~180대였다. 투약을 멈춘 상태에서 140~150대를 유지하게 되었다.

사례 4 이 남성43세도 당뇨병이 있었다. 이 환자의 당뇨병은 유전성이었고 통풍 증상도 보였다. 요산 수치는 7.9로 높은 편이었다. 건강을 위해 조깅을 했지만 사고로 무릎을 다치면서 운동을 못하게 되자 증상이 더욱 악화된 듯했다.

처음에는 이 환자에게 인슐린을 투여했다. 그리고 식이 요법과 운동, 명상을 병행했더니 그의 뇌에서 알파파가 분비되기 시작했다. 또한 취미인 조깅을 머릿속으로 떠올리게 했다. 무릎이 좋지 않아서 실제로 조깅을 할 수는 없었지만, 자신이 조깅을 하는 모습을 상상하게 했더니 좋은 뇌파가 나왔다.

입원 당시에는 스트레스가 많이 쌓여 있어서인지 어두운 상태를 싫어해서 밤에 잠을 잘 때도 불을 켜놓을 정도였다. 그러나 치료를 하면서 생활 양식이 개선되었고 건강도 많이 좋아졌다. 치료 결과 200 이상이던 혈당치가 투약하지 않은 상태에서도 150 이하로 떨어졌고, 요산치도 8.0 이하로 떨어졌다.

명상에는 정해진 형식이 없다. 우리 병원의 명상실에서는 의자에 비스듬히 기대어 누운 채 머리에 헬멧을 쓰고 뇌파 상태를 측정한다. 명상 도중에 알파파가 50% 이상 방출되면 벌레 우는 소리가 울린다. 그러면 환자는 자신의 뇌파가 지금 어떤 상태인지 바로 이해할 수 있고, 어떤 기분이 되면 좋은 뇌파가 나오는지 자기 나름대로 판단할 수 있게 된다.

동양의학은 기분을 좋게 만드는 의학

우리 병원에서는 주로 명상과 운동, 식사라는 세 가지 치료 방법을 쓰는데, 또 하나 특별한 점은 독자적으로 메디컬 마사지를 실시한다는 것이다. 이것은 동양의학의 '모미'와 서양의학의 장점을 조합해서 내가 독자적으로 개발한 방법이다.

앞서 말했듯이 생활습관병은 대부분 혈관 노화와 막힘에서 기인한다. 혈관이 약해지거나 내부에서 막히면 심장병, 뇌졸중, 협심증, 암, 통풍, 고지혈증 등 각종 장애가 생긴다. 혈액이 막힘없이 흐르면 생활습관병은 좀처럼 발생하지 않는다. 근육을 강화하고 지방을 감소하기 위해 노력하는 것이나 명상을 통해 뇌파를 조정하는 것도 최종적으로는 혈액의 흐름을 원활하게 하기 위한 일이다.

동양의학은 전통적으로 혈액이 원활하게 흐르게 하는 데 중점을 두었다. 그것이 바로 지압 요법과 기공이라는 건강법이다. 특히 심호흡과 체조를 통해 체내의 기와 혈액이 잘 돌아가게 하는 기공은 생활습관병 예방에 대단히 효과적이다. 기공은 단순한 호흡법이나 훈련법이 아니다. 심리 요법의 일종이라고 여기는 사람도 있는데 그것은 단편적인 인식이다. 기공은 전신 이완법, 입정법 등 인체 내면에 집중하여 심신을 단련하는 방법이자 자기 조절을 통해 자연 본래의 상태를 회복하는 동양 특유의 운동이다. 그래서 기공을 오래 한 사람은 인간 본연의 상태, 즉 천인합일天人 合人, 사람과 하늘이 일체화되는 것의 상태를 회복할 수 있다. 또한 인체의 잠재 능력을 끌어내고 생명의 깊이를 탐색하는 수단이기도 하다. 뇌내 물질이라는 측면에서 보면 기공을 하면 주로 뇌내 엔도르핀이 발생한다고 판단된다.

한편 위암은 스트레스나 알코올이 원인이 되어 염증이 생긴 위에 어떤 발암 물질이 화학 반응을 일으켜 활성산소가 발생함으로써 특정 유전자를 손상했을 때 생긴다. 원래 염증은 피가 원활하게 흐르지 못하는 상태인데 기공을 통해 혈액의 흐름을 원활하게 하면 암 발병률을 현저히 낮출 수 있다.

메디컬 마사지는 동양의학의 지압 요법을 근거로 만들었는데 현대 의학의 검사 방법을 채택해서 혈액 흐름 상태와 울혈 부위를 적확하게 파악한 다음 실시한다. 인간에게는 좌우 대칭으로 31쌍의 척수신경이 있고, 이 신경은 온몸의 말초신경으로 퍼져간다. 몸 어딘가에 이상이 있으면 그것이 어떤 말단 부위이든 척수

신경을 통해 뇌로 연결된다는 말이다.

인체에는 365곳에 경혈이 존재하며, 동양의학에서는 그 경혈을 연결하는 신경 대동맥을 경로라고 한다. 각 장기의 경혈 위치가 정해져 있으므로 그 부위를 자극하면 특정한 장기의 혈액 순환을 개선할 수 있다. 또한 경혈은 뇌의 상행성 망양부활계라는 신경계를 거쳐 뇌 속의 도파민분비 신경과 연결되므로 경혈을 자극하면 뇌내 엔도르핀 분비를 촉진할 수 있다.

병에 걸리지는 않았지만 마사지를 즐기는 사람이 있는데 이것은 무척 바람직한 경향이다. 마사지를 하면 뇌내 엔도르핀이 분비되어 혈액 순환이 개선되기 때문에 건강이 좋지 않은 부위도 자연스럽게 낫는다. 병에 걸리기 직전, 즉 미병 단계에서 다시 건강한 상태로 되돌린다는 동양의학의 기본적인 사고방식도 바로 여기에서 비롯된다.

동양의학에서는 예부터 특정 경혈에 침을 놓으면 진통 효과를 얻을 수 있다는 사실을 알았다. 침을 놓으면 마취약 없이도 외과 수술을 할 수 있다. 그 이유는 오랫동안 수수께끼로 남아 있었지만 현대 과학의 힘으로 그것이 뇌내 엔도르핀 덕분이었음이 밝혀졌다. 극단적으로 말하자면 동양의학에서 행하는 침과 뜸 요법,

지압을 통한 경혈을 자극해서 나오는 약리학적 물질은 뇌내 엔도르핀이라 해도 과언이 아니다. 게다가 뇌내 엔도르핀은 도파민_{분비} 신경을 자극하는데 이 신경계는 인간의 창의성, 의식, 의욕, 기억, 감정을 지배하므로 자연히 이런 기능도 발달시킨다.

동양의학은 사람의 기분을 좋게 만드는 의학이다. 기분이 좋아지고 스트레스가 해소되며 기억력과 면역력, 창의성이 향상된다. 몸과 마음을 이완시키고 염증도 낮는다. 동양의학은 이 모든 것이 하나로 연결되어 있다고 생각한다.

메디컬 마사지를 하기 전에 MRI와 같은 의료기기를 이용해 혈관이 막힌 상태를 검사하거나 내시경으로 위 조직 검사를 해서 데이터를 모은다. 그 데이터를 분석해서 환자에게 적합한 처방을 하고 메디컬 마사지를 시행한다. 이것은 동양의학과 서양의학이 결합되어야만 가능한 치료 방법이다. 구체적으로 살펴보면 먼저 발의 경혈을 자극하고 장딴지, 허벅지, 등의 순서로 진행한다. 즉, 먼 곳에서 중추를 향해 올라가고 마지막에는 목의 경혈을 자극한다. 이렇게 하기까지 약 두 시간이 소요된다. 이때 얼굴의 경혈을 자극하는 마사지도 한다. 얼굴은 경혈 덩어리라 할 수 있다. 얼굴만 충분히 자극해도 호르몬이 나와 몸 상태가 좋아진다.

어깨가 결릴 때 그곳을 만져보면 딱딱하게 뭉쳐 있을 것이다. 동양의학에서는 '나쁜 기가 돌아다닌다'고 표현하는데 이것을 서양의학적으로 설명하면 유산이 쌓였기 때문이다. 동양의학에서 말하는 '나쁜 기'의 정체는 한곳에 뭉쳐 빠져나가지 못하는 유산 등의 여러 가지 불완전 연소 물질인 셈이다. 혈관이 수축하면 피가 나가지도 들어가지도 못한다. 그러면 산소가 부족해져 불완전 연소된다. 불완전 연소는 강력한 산성 물질을 발생하며 혈관을 수축시킨다. 이런 악순환이 생활습관병을 유발한다. 메디컬 마사지는 그런 사태를 미연에 방지해준다.

병에 걸리기 전에 치료하는 것이 동양의학의 역할

동양의학은 뇌내 엔도르핀을 분비하게 하는 의학이며 뇌파를 지표로 삼는다. 뇌파가 알파파가 되면 뇌내 엔도르핀이 분비된다. 그러나 일상생활에서는 뇌파를 알파파로 만들 기회가 좀처럼 없는 사람도 많다. 바로 그런 사람을 위해 뇌파를 알파파로 만들 수 있는 기계가 있다. 이 기계를 사용하면 스트레스가 해소된다. 뇌파를 알파파로 만들면 뇌내 엔도르핀이 나와 스트레스가 사라진다. 본래는 명상이나 기공을 통해 하는 것이 바람직하지만, 기회가 없다면 그대로 두기보다는 기계의 힘을 빌려서라도 스트레스를 해소하는 것이 건강에 더 좋다.

현대인은 지속적으로 스트레스에 노출되어 있다. 여러 방법으로 스트레스를 해소하고 있지만 그중에는 본인이 미처 깨닫지 못하는 스트레스도 있다. 가랑비에 옷 젖는 줄 모르듯이 서서히 쌓여가는 스트레스는 당사자도 여간해선 알아차리기 어렵다. 특별히 아픈 데도 없고 건강 진단을 받아도 별 이상이 없다. 그러니까 자신은 건강하다고 생각하겠지만 건강은 의료 검사에서 나온 수치만으로는 판단하기 어렵다.

세계보건기구who는 건강에 대해 이렇게 규정한다.

건강이란 단순히 질병에 걸리지 않거나 병약하지 않은 상태를 뜻할 뿐 아니라 신체적·정신적·사회적으로도 안전한 상태를 의미한다.

정확한 정의이다. 내가 진찰하는 사람들 중에는 사회적으로 크게 성공한 사람도 있다. 그런 사람은 실제로 건강 검진을 해도 신체적으로 특별한 질병의 징후가 보이지 않는 경우가 많다. 모든 일에 의욕적이고 정신적인 문제도 보이지 않는다. 병원에 올 필요가 없는 것이다. 의사들은 현대 의학의 기준을 들이대며 '당신은 아무 이상이 없습니다'라는 도장을 찍고 이들을 돌려보낸다.

그런데 얼핏 건강해 보이는 사람이라도 이런저런 대화를 나눠보면 '앞으로 병에 걸릴 것'이라고 예상되는 요소가 툭툭 튀어나온다. 그들 중에는 굉장히 투쟁적이거나 공격적 또는 염세적인 사람이 많다. 아직은 병에 걸리지 않았지만 그대로 두면 머지않아 생활습관병에 걸릴 가능성이 크다. 나는 그런 사람을 보면 뇌내 엔도르핀에 관한 이야기를 하며 '발상을 전환하라'고 말한다. 쓸데없는 오지랖으로 받아들일 수도 있지만 내 판단은 거의 적중한다. 메디컬 마사지를 하면서 몸을 만져보기만 해도 질병에 걸릴 징후를 느낄 수 있다.

일반적으로 병원은 병에 걸린 사람이 오는 곳이다. 나는 의사이므로 매일같이 환자를 대한다. 그러나 '무엇인가 잘못되었다'는 생각을 지울 수 없다. 나는 할아버지에게 '환자가 오면 두 손 모아 사죄하라'는 가르침을 받았다. 동양의학에서 의사는 환자를 만들지 않기 위해 존재한다. 미병 단계에서 예방·치료하여 질병을 방지하는 존재인 셈이다. 그래서 한의사는 환자가 찾아오면 자신이 부족한 탓이라 생각했다.

앞에서도 잠시 언급했지만 한 예비 신랑28세은 전혀 병이라는 자각 없이 그저 날씬해지고 싶다는 마음으로 입원했다가 다이어트뿐 아니라 병도 말끔히 나아서 퇴원했다. 이런 치료 사례가 앞으로 펼쳐야 할 의술의 방향일 것이다. 이것은 동양의학에만 해당되지 않는다. 앞으로는 동서양의 울타리를 허물고 '사람을 병에 걸리지 않게 하는 의료 행위'를 지향해야 한다. 우리 병원은 이미 그렇게 하고 있다.

이를 입증하기 위해 그 청년의 의료 데이터를 잠시 살펴보자. 그러면 서양의학과 동양의학이 만난 의료 행태가 어떤 것인지 이해할 수 있을 것이다. 전형적인 치료 사례이므로 자세히 살펴보겠다(그림 14~19).

그는 키 173cm에 입원 당시의 체중은 103kg이었다. 결혼을 앞두고 예비 신부에게 다이어트를 요구받아서 우리 병원에 왔다. 본인은 아주 건강하며 다만 살이 쪄서 문제라고만 생각했다. 하지만 진찰 결과 곧 질병에 걸릴 요소가 곳곳에서 드러났다. 우리 병원은 칼로리 제한과 근력 운동을 중심으로 그를 치료했다. 즉, 영양사가 짠 식단을 지키고, 아침저녁 하루 두 번 워킹 머신이나 카디오 바이크운동 부하용 자전거로 운동을 했으며, 여기에 명상을 추가했다. 이렇게 40여 일을 실천했다.

그는 입원 당시에 이미 질병 위험 영역에 들어와 있었고, 그대로 두면 백 퍼센트 생활습관병에 걸릴 상태였다. 30~40대에 반드시 심각한 생활습관병에 시달릴 것이 예상되었다. 곧 결혼해서 아이도 생길 텐데, 그 아이가 초등학교에 입학할 무렵에 아버지가 병에 걸려 장기 입원하게 된다면 앞길이 구만리 같은 부인은 걱정으로 안절부절못할 것이다.

물론 이것은 나의 상상일 뿐 정작 당사자는 아무 생각이 없었다. 하지만 상상이 현실이 될 가능성이 대단히 컸다. 그는 하루에 1,600~1,800kcal의 식이 요법과 근력 운동을 통해 15kg이나 감량했다. 그러자 다른 수치도 거의 정상치를 회복했다. 본인은 자기 몸에 병이 있다는 것도, 그 병이 치유되었다는 것도 모르고 그저 날씬해졌다고 좋아하며 퇴원했다.

사실 15kg 정도의 감량은 아무것도 아니다. 우리 병원에서 20kg

그림 14 식사와 운동을 통한 질병 치료 사례

사례	28세 남성
병명	고도 비만, 지방간에 의한 고도 간 기능 장애, 고지혈증
경과	입원 당시 173cm, 103kg 　• 근육 트레이닝 시작(5종류를 약 50회씩) 　• 영양 지도 후 1,800kcal 식사 요법 시작 4일째 ～　근육 트레이닝 + 카디오 바이크 　　　　　(소비 칼로리 – 약 50kcal) 9일째 ～　1,600kcal로 식사 변화 15일째 ～　카디오 바이크(소비 칼로리 – 약 80kcal) 23일째 ～　카디오 바이크(소비 칼로리 – 약 110～150kcal) 50일째 ～　완쾌한 상태로 퇴원

그림 15 치료를 통한 각 수치의 변화

	입원시	퇴원시	정상치
체중	103kg	88.6kg	(−14.4kg)
지방률	38.0	32.7	14～23
GOT	48	36	38 이하
GPT	141	71	38 이하
감마 GT	162	55	0～52
LAP	115	71	30～70
총콜레스테롤	240	196	120～220
베타 리포단백	844	492	150～500
중성지방	471	97	35～135
요산	8.6	7.0	3.5～7.9

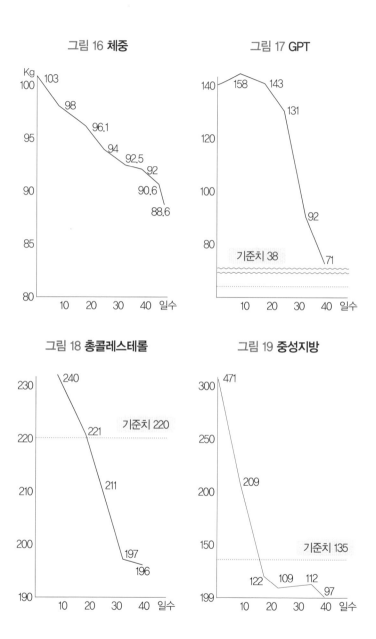

근육을 만들면 병에 걸리지 않는다

정도의 체중 감량은 그리 어려운 일이 아니다. 다른 수치와 균형을 맞추기 위해 체중을 급격히 줄이지 않았을 뿐이다.

보통 사람이라면 입원까지 할 필요는 없다. 이 청년은 결혼을 앞두고 서두르는 상황이어서 입원했을 뿐 시간이 있다면 집에서 해도 같은 결과를 낼 수 있었을 것이다. 여기서 중요한 것은 지금 자신의 건강 상태가 어떤지 파악하는 것이다. 이것만큼은 검사를 통해 직접 확인해야 한다. 그래야만 '당신은 지금 같은 생활을 계속하면 몇 년 뒤 이런 병에 걸릴 것입니다'라고 알려줄 수 있다. '병에 걸리지 않으려면 이렇게 생활하라'고 조언할 수도 있다. 그런 주의사항을 지키고 실천하면 대부분 병을 미리 방지할 수 있다. 그렇게 해도 병을 피할 수 없다면 그때 병원에 가면 된다.

알파파가 나오는 명상법

지금까지 소개한 우리 병원의 치료법을 보면 명상이 큰 비중을 차지한다는 것을 알았을 것이다. 사실은 명상이야말로 동양의학의 중심 사상이며, 명상을 할 수 있으면 뇌내 엔드로핀과 알파파,

근육, 혈관 등에 관련된 모든 문제가 해결된다. 명상의 효력은 이렇게 엄청나다.

그렇다면 명상이란 무엇일까? 지금까지 한 설명으로 어느 정도는 이해가 되었을 것이다. 그런데 세간에서는 선禪이나 요가 등에서 수행하는 명상법을 진정한 명상이라고 여기는 듯하다. 하지만 동양의학에서 말하는 명상이란 그렇게 틀에 박힌 것이 아니며, 머릿속을 깨끗이 비우는 등의 어려운 행위를 요구하지도 않는다.

기분이 좋아지는 것을 떠올리는 것도 명상이다. 예를 들어, 어르신이 손자의 얼굴을 떠올리거나 자신이 사랑하는 사람을 생각하는 것도 명상의 일종이다. 가슴에 사무치게 감격한 일을 떠올리거나 아름다운 경치를 감상하거나 취미 활동을 하거나 음악이나 그림 등 예술 활동을 하는 것도 명상이다. 시냇물 흐르는 소리나 새가 지저귀는 소리, 낙숫물 떨어지는 소리, 바람 소리, 어떤 이에게는 공항이나 항구의 소음도 명상의 재료가 될 수 있다.

알파파를 나오게 하는 모든 것은 명상의 재료이다. 예를 들어, '푸리에의 알파파 법칙'이라는 것이 있는데 물결 모양의 중심선이 'f분의 1' 선상에 있으면 마음이 안정되어 명상에 도움이 된다(그림 20). 이것은 1920년경 전기공학 분야에서 뜨거운 화두였

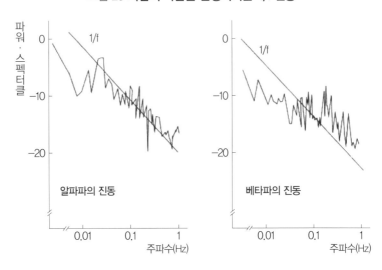

그림 20 **사람의 마음을 안정시키는 '1/f 진동'**

던 'f분의 1 소음'이라는 진공관의 열에서 나오는 잡음과 관련된 소음 중 하나이다. 열잡음은 일정한 경향성을 띠므로 통계적으로 유의미한 진동이 생긴다. 그 잡음을 연구하면서 밝혀진 원리인데 1990년경에는 우주 창조의 원리도 이 이론으로 해명할 수 있다는 주장까지 나왔다. 원자 또는 분자 운동이나 생명의 탄생까지 이 'f분의 1 진동'과 관련되어 있다는 말이다.

음악을 예로 들어 'f분의 1 진동'을 설명해보자. 음의 주파수를 X축으로 하고 음의 강도를 Y축으로 할 때, 음의 강도와 주파수가 반비례해서 45도 각도의 사선이 생긴다. 템포나 리듬의 중심이 이 직선 위에 자리하는 음악은 사람을 정서적으로 안정시킨다는 것이다. 이 'f분의 1 진동'은 우주가 시작된 시점부터 대자연의 약동 속에 존재하던 진동이며, 이 진동은 인간의 오감을 통해 정서적으로 크나큰 안정감을 준다는 것이 실험을 통해 증명되었다. 다만 이것은 사람마다 다르므로 누구나 같은 반응을 보이지는 않는다. 우리 병원에는 알파파를 이끌어내는 4백여 가지 패턴이 갖추어져 있다.

누구나 생각만 해도 즐거워지는 대상이 있을 것이다. 그런 것을 떠올리는 것이 명상이라고 생각하면 된다. 까다로운 이치를 들으며 머리로는 열심히 이해해도 그것을 생각할 때 베타파가 나오면 아무 의미가 없다. 명상의 목적은 뇌파를 알파파로 만드는 것이다. 알파파가 많아지면 뇌내 엔도르핀이 나온다. 이 과정이 점점 익숙해지면 명상을 하면서 자신이 원하는 대상이 되는 경험을 하게 된다. 그 과정이 무척 행복하므로 한 번 이 일을 경험하면 그만두기 어렵다.

인간의 몸은 무척 정교하게 이루어져 있으므로 몸안에는 우리가 살아가는 데 필요한 모든 것이 마련되어 있다. 약이 필요할 때는 체내의 제약 공장에서 필요한 양이 정확하게 공급되고, 몸을 올바른 방식으로 움직이면 어지간해서는 건강을 해치지 않는다. 동양의학은 본래 인간이 지닌 능력을 충분히 살리는 것이 목적이다. 스스로 그런 능력을 살리지 못할 때는 지압이나 명상, 호흡법이라는 기술을 활용해 그 능력을 끌어내는 것이 기본이다.

이와 반대로 서양의학은 자세하고 정밀하게 몸을 관찰한다. 그곳에서 일어나는 상태를 정확히 파악해서 상태가 나쁘면 원상 복구하거나 수술로 절제한다. 약에 대한 관념도 이와 같다. 이때 특히 약이 무서운 이유는 현재의 고통스러운 증상에는 즉각적인 효력이 있지만, 몸 전체적으로 보면 결과적으로 마이너스인 경우가 많기 때문이다.

예를 들어, 혈당치를 낮추는 인슐린을 생각해보자. 이 물질이 부족하면 당뇨병이 되는데 주사로 인슐린을 투여하면 일단 급한 불은 끌 수 있다. 그렇게 해서 당뇨병 환자는 당장의 고비를 넘기지만, 중요한 것은 몸에는 그보다 더 심각한 부작용을 남긴다는 점이다. 인슐린이 부족한 것은 췌장이 이 호르몬을 생성하지 않게 되었기 때문이다. 그런데 외부에서 인위적으로 인슐린을 투여하면 췌장은 점점 더 인슐린을 분비하지 않게 되고, 그 결과 췌장의 기능 자체가 퇴화한다.

나는 이 경우 과감하게 인슐린 주사를 중단하라고 조언하고 싶다. 중단 시기는 신중하게 결정해야 하지만 앞에서 나온 사례를 봐도 알 수 있듯이 충분히 실행할 수 있는 일이다. 운동과 식사와 명상으로 상당한 수준까지 증상을 개선할 수 있다. 또한 그것은 당뇨병뿐 아니라 소화성 궤양, 고혈압, 통풍, 고지혈증, 지방간, 암을 예방하고 치료하는 효과도 있다.

하루 최소 5천 보, 우뇌를 움직이며 걸어라

인간의 몸은 25세경에 성장이 멈추고 그 뒤에는 서서히 노화한다. 그냥 두면 뇌세포는 하루 10만 개꼴로 죽어가며 근육도 쇠퇴하기 시작한다. 무엇보다 사회생활을 하느라 바빠서 몸을 단련할 시간적 여유가 없어진다.

그렇다면 일상생활을 하면서 뇌세포를 지키고 근육량을 유지할 수는 없을까? 가장 쉽게 누구나 실천할 수 있는 방법을 소개하겠다. 그것은 하루 최소 5천 보를 걷는 것이다. 걷는 과정에서 뇌내 엔도르핀이 많이 분비된다. 나는 하루에 1만 5천 보를 할당량

근육을 만들면 병에 걸리지 않는다

으로 삼고 있는데, 아무리 바빠도 최소 5천 보는 걸으려 한다. 이것을 실천하면 앞에서 언급한 목적을 거의 달성할 수 있다.

물론 누구나 일상생활을 하면서 기본적으로 걷는 양이 있다. 그러나 현대인의 생활 패턴을 보면 아무래도 걷는 양이 부족할 수밖에 없다. 그러면 부족분을 의식적으로 보충해야 한다. 나는 적게 걸었다 싶은 날에는 일을 마치고 집에 돌아와서 산책을 한다. 비가 내려도 걷는다. 우산을 쓰니 어려울 것도 없다. 폭풍우가 몰아치는 날이 아니면 매일같이 걷는다. 다양한 코스를 정해놓고 그날의 기분에 따라 코스를 선택한다.

나는 걸으면서 명상을 한다. 굳이 바닥에 드러누워 몸을 이완시키거나 좌선을 해야만 명상이 아니다. 걸으면서도 충분히 할 수 있다. 오히려 걸으며 명상을 하는 것이 3~4배나 더 효과가 있다. 그러면 이때는 어떤 생각을 할까? 나의 경우에는 자신의 꿈이나 계획을 머릿속에 구체적으로 그린다. '앞으로 병원을 어떻게 운영할 것인가?', '내가 꿈꾸는 형태로 만들려면 무엇부터 시작해야 할까?' 주로 그런 생각을 하는데 생각을 하다 보면 기분이 좋아서 저절로 생각이 꼬리에 꼬리를 문다. 비가 내린다는 사실도 깜빡 잊어버릴 정도이다.

이렇게 기분이 좋아지는 것은 우뇌가 활발하게 움직이기 때문이다. 알파파는 우뇌에서 나오므로 우뇌를 활동하게 하려면 좌뇌를 진정시켜야 한다. 그런데 좌뇌를 진정시키는 데 가장 효과적인 방법이 바로 걷기이다. 좌뇌가 잠자코 있으면 우뇌에서 지혜가 솟는다. 가만히 앉아서 하는 명상이 좋다고 하는 사람도 있지만 가만히 있으면 지혜가 떠오르지 않는다. 오히려 잡념이 고개를 내민다. 그러므로 산책을 하면서 자신이 좋아하는 대상에 대해 생각하는 습관을 들이는 것이 바람직하다.

창의적이고 진정한 지혜를 만나고 싶다면 몸을 움직이면서 명상을 하는 것이 최고의 방법이다. 철학자 칸트가 하루도 빠짐없이 산책을 했다는 것은 이미 유명한 이야기이다. 그의 사고는 대부분 산책에서 나온 산물이 아닐까?

인간에게는 의식할 수 있는 세계와 의식할 수 없는 세계가 존재한다. 의식 세계와 무의식 세계가 바로 그것이다. 그런데 의식 세계에서 도출한 사고의 내용은 깊이가 얕을 수밖에 없다. 책상 앞에 앉아서 이론이나 논리만 생각하면 안 된다. 몸을 움직여서 좌뇌를 잠재우고 모든 기억의 보고인 무의식이 보내는 메시지에 귀를 기울이자. 그곳에는 개인이 과거에 경험한 모든 기억과 DNA

에 새겨진 선조의 지혜가 섞여 있으며, 때로는 엄청난 발상을 떠올리게 해준다. 그런 경지에 들어서면 뇌파가 알파파로 바뀌면서 뇌내 엔도르핀이 활발하게 분비된다는 사실은 현대 의학에서도 입증되었다.

2장 요약 정리

- 생활습관병에 걸리는 원인은 대부분 지방 때문이다. 스트레스와 지방, 이 두 가지가 겹치면 질병 위험권에 들어간다.

- 근육만 적당히 유지할 수 있으면 지방독의 해를 막을 수 있다.

- 노르아드레날린과 아드레날린은 강력한 혈관 수축 물질이다. 이 물질이 많이 분비되면 혈관이 수축될 뿐 아니라 혈관이 막히기 시작한다.

- 항상 혈액을 원활하게 흐르게 하려면 근육이 튼튼해야 한다. 근육은 제2의 심장 역할을 하기 때문이다.

- 성행위가 끝난 뒤 곧바로 잠들면 피로가 다음 날까지 남는다. 어떤 운동이든 사용한 근육을 서서히 풀어주는 것이 피로를 막는 요령이다.

- 근육은 물론 폐나 뇌 역시 갑자기 활동을 멈추지 않도록 하자. 그러면 활성산소의 폐해를 줄일 수 있다.

- 30대 이후에 근육량을 유지하려면 스트레칭 등 맨손 체조 계통의 운동이 가장 좋다. 이것은 평소에 사용하지 않는 근육을 움직여준다.

근육을 만들면 병에 걸리지 않는다

· 근육 중에는 근긴장성섬유라는 근육이 있다. 이것은 뇌의 시상하부와 이어져 있으므로 이 근육이 자극을 받으면 뇌내 엔도르핀이 분비되어 기분이 좋아진다. 운동을 하는 사람이 운동 중에 행복해지는 것은 이 근육을 사용하기 때문이다.

· 몸을 단련해서 충분히 근육이 있는데도 운동선수 출신인 사람들의 수명이 짧은 것은 활성산소로 인한 피해를 그만큼 많이 받기 때문이다. 인문계와 이공계를 비교해보면 문과계가 상대적으로 더 오래 사는데, 이것은 이과계가 논리·계산 등으로 좌뇌를 많이 사용하기 때문이다.

· 하루에 1만 3천 보를 걸으면 근육을 유지하고 지방을 연소할 수 있다. 이것은 최상의 건강법이라 할 수 있으며, 이때 명상을 하면 효과가 더욱 커진다.

· 동양의학은 전통적으로 혈액이 원활하게 흐르게 하는 것에 중점을 두었다. 그것이 바로 지압 요법과 기공이라는 건강법이다. 특히 심호흡과 체조를 통해 체내의 기와 혈액이 잘 돌아가게 하는 기공은 생활습관병 예방에 대단히 효과적이다.

· 동양의학은 뇌내 엔도르핀을 분비하게 하는 의학이며 뇌파를 지표로 삼는다. 뇌파가 알파파가 되면 뇌내 엔도르핀이 나온다. 그러나 일상생활을 통해 뇌파를 알파파로 만들 기회가 좀처럼 없는 사람도 많다. 그런 사람에

게는 뇌파를 알파파로 만들 수 있는 기계를 사용하기도 한다.

- 일상생활을 하면서 뇌세포를 지키고 근육량을 유지할 수는 없을까? 가장 쉽게 누구나 할 수 있는 방법은 걷는 것이다. 걸으면 뇌내 엔도르핀이 활발하게 분비된다. 하루 최소 5천 보는 걸어야 한다.

젊은 뇌를 유지하는 식생활

단백질이 뇌내 호르몬을 만든다 | 고단백·저칼로리식이 최고 | 미식을 해도 근육을 만들 수 있다 | 뇌내 엔도르핀이 나오면 기억력도 향상된다 | 활성산소의 독을 중화하는 물질 | 콩류는 최고의 식품이다 | 알파파를 분비시켜 기억력을 개선하는 식품 | 스트레스가 쌓이면 어떤 일이 일어나는가? | 오래된 음식은 먹지 마라 | 열심히 일한 사람이 퇴직 후 생활습관병에 걸리는 이유 | 식생활을 통해 뇌를 활성화하는 세 가지 포인트

3장 | 젊은 뇌를 유지하는 식생활

단백질이 뇌내 호르몬을 만든다

동물은 먹이를 구하기 위해 배회한다. 대부분의 동물이 먹이를 확보하고 번식 행위를 하기 위해 움직인다. 번식 시기는 따로 있지만 먹이는 늘 구해야 한다. 한마디로 동물은 평생 '먹이를 어떻게 구할 것인가'라는 목적을 가지고 돌아다니는 셈이다.

과거에는 인간도 다른 동물들과 별반 다르지 않아서 음식을 확보하기 위해 수많은 분쟁을 벌였다. 그러나 지금은 먹을 것이 넘쳐난다. 이제 사람들은 '오늘은 어떻게 먹이를 구해야 하는가'로 고민하지 않는다. 그런 면에서 보면 행복한 시대라고 할 수 있다. 하지만 인간의 몸은 기아를 대비해서 설계되어 있다는 사실을 기억해야 한다. 식욕 중추가 작용하는 것도, 지방을 축적하는 것도 모두 '영양 공급이 끊어질 가능성'을 전제로 이루어진다. 그러나 음식이 과도하게 공급되는 상황에 대처하는 방법은 어설프다. 따라서 음식이 남아도는 시대에는 스스로 식생활을 조절해야만 건강을 지킬 수 있다.

현대인의 식생활에서 가장 먼저 주의해야 할 점은 칼로리 과다 섭취이다. 사람들은 이미 이 사실을 잘 알고 있으므로 여러 방법으로 식사를 조절한다. 이때 반드시 실천해야 할 사항이 있는데 양질의 단백질을 충분히 섭취하는 것이다. 단백질은 뇌내 엔도르핀의 재료이기 때문이다. 뇌내 엔도르핀은 물질이다. 뇌내 엔도르핀을 만드는 물질은 아미노산이니 충분한 아미노산이 있어야 한다. 단, 뇌내에 존재하는 아미노산은 조금은 축적할 수 있지만 한꺼번에 많이 섭취해서 쌓아둘 수는 없다.

뇌를 건강하고 활발하게 움직이게 하려면 매일 양질의 단백질을 공급해줘야 한다. 이때는 칼로리가 적은 음식을 먹도록 주의해야 한다. 그러면 구체적으로 어떤 음식을 먹어야 할까? 바람직한 식생활의 모델로 승려들이 먹는 사찰 요리를 들 수 있다. 전통 사찰 요리는 뇌의 젊음을 유지시켜주는 가장 뛰어난 음식이다. 특히 콩을 가공한 두부, 밀병, 유부 등에는 식물성 단백질이 풍부하게 들어 있어서 옛 승려들의 장수를 보장하고 치매를 방지해주었다.

하지만 요즘처럼 식재료가 풍부한 시대에 옛 승려들처럼 검소한 사찰 요리만 먹는 일은 사실 이만저만 고역이 아니다. 먹는 일은 인생의 커다란 즐거움인데 이 즐거움을 빼앗기면 스트레스를 받을 수밖에 없다. 맛있는 음식, 좋아하는 음식을 먹을 때는 뇌내 엔도르핀이 활발하게 분비된다. 그러나 맛이 없거나 싫어하는 음식을 먹을 때는 뇌내 엔도르핀이 나오지 않는다. 그렇다고 해서 좋아하는 음식만 먹거나 먹고 싶은 만큼 먹는다면 과식이나 편식으로 인한 해를 피할 수 없을 것이다. 맛있는 음식을 먹을 때는 뇌내 엔도르핀이 나오지만, 편식과 과식은 활성산소를 발생시키는 원인이 되기 때문이다.

고단백·저칼로리식이 최고

우리가 식사를 통해 섭취하는 영양소 중 단백질은 제일 맛이 없는 성분이다. 단백질 자체가 맛이 없기 때문이다. 지방이 가장 맛있고 그 다음이 탄수화물이다. 그런데도 미식 메뉴에 단백질이 풍부하게 들어 있는 것은 지방이 적당하게 섞여 있기 때문에 가능한 일이다. 단백질이 많다고 알려진 장어 요리나 스테이크가 그렇다. 그래서 단백질을 섭취하겠다는 이유로 그런 음식을 많이 먹으면 쉽게 살이 찐다.

지방은 에너지원을 비축할 수 있는 가장 효율적인 성분이므로 몸은 지방이 들어오면 곧바로 비축 체제에 돌입한다. 만약 지방이 아닌 다른 형태로 에너지를 비축한다면 체중이 60kg인 사람은 315kg의 거구가 되어야 한다. 에너지가 지방이라는 편리한 영양소로 저장되기에 지금 정도의 체격으로 살아갈 수 있고, 며칠쯤 굶어도 생존할 수 있는 것이다. 그러나 과유불급이라는 말이 있듯이 지방을 지나치게 많이 섭취하면 그로 인해 혈관이 막힐 수 있다.

여기서 주의해야 할 점이 있다. 고칼로리 식사를 하면 단백질이든 탄수화물이든 간에 남은 영양소는 모두 지방으로 전환된다는 사실이다. 즉, 에너지는 무조건 지방으로 축적된다고 생각하면 된다. 살이 찔까 봐 지방만 피하고 탄수화물이나 단백질 등 다른 음식을 많이 먹는 것은 아무 의미가 없다. 3대 영양소는 각각 다른 역할을 하지만 근본적으로는 서로 이어져 있다. 어떤 경우든 과식은 체지방을 늘린다.

단백질은 아미노산 단체(單體)일 때 에너지가 된다. 단백질이 몸에 들어가면 일단 아미노산으로 분해되고 각 용도에 따라 단백질로 재합성되는데, 그때 아미노산이 100개 이상 연결된 분자를 '단백질'이라고 부른다. 아미노산이 100개 이하인 경우에는 단백질이라고 하지 않고 '펩타이드'라고 한다. 뇌내 엔도르핀은 이 펩타이드를 가리키는데 에너지화하지 않고 호르몬으로 기능할 수 있다. 뇌내 엔도르핀에는 타이로신이라는 아미노산이 반드시 존재하며 타이로신 단체도 뇌내 엔도르핀과 유사한 작용을 할 수 있다. 하지만 타이로신은 금새 연소되므로 유감스럽게도 단체일 때는 이용할 수 없다.

뇌를 위해서는 고단백질이 꼭 필요하다. 그러나 지방은 혈관을 막아서 생활습관병을 유발하기 때문에 저지방·저칼로리 식사를 해야 한다. 그런데 이점을 모르는 사람이 상당히 많다. 요즘에는 일반인도 쉽게 읽을 수 있는 영양학 관련 서적이 시중에 많이 출간되어 있으므로 그런 책을 읽고 숙지하면 좋을 것이다. 음식이 풍부한 시대에 사는 우리는 영양에 관한 지식을 어느 정도는 알고 현명한 식생활을 해야만 칼로리 과잉 섭취를 피할 수 있다.

우리 병원에서는 식사 지도도 한다. 입원 환자에게 저렴한 비용으로 고단백·저칼로리 식사를 제공해 직접 먹어보게 한다. 그 식단이 마음에 들어서 퇴원한 뒤에 집에서도 계속 고단백·저칼로리 식사를 고수하는 사람도 있다. 병원에서 제공하는 식사에는 지방도 함유되어 있다. 지방은 근육 속에서 연소되므로 운동을 통해 근육에 지방을 집어넣을 수만 있다면 적당량의 지방을 섭취하는 것은 별 문제가 되지 않는다.

다만 이 경우 혈당 수치가 가장 큰 문제이다. 혈당치가 높으면 지방이 근육 속에 들어가지 못하기 때문이다. 일반적으로 혈당치가 100~150mg이어야 지방이 근육 속에 들어간다. 혈당이 이 수준이면 근육 내의 지방을 태우는 대사 경로로 지방을 보낼 수 있다. 마치 와이자 모양의 길 앞에 서 있는데 오른쪽으로 가면 지방이 연소되고 왼쪽으로 가면 지방이 축적되는 것과 같다고 생각하면 된다. 지방은 초록색 신호등이 켜진 길로 갈 뿐이다. 이때 신호등 역할을 하는 것이 혈당이다. 혈당은 150mg 이하면 '지방이 연소되는 길로 가라'고 지시한다. 그러나 150mg 이상이면 '지방 저장고로 가라'고 지시하므로 우리가 섭취한 지방은 전부 창고로 보내진다.

지방을 연소하려면 어떻게 해야 할까? 식후에 몸을 가볍게 움직이면 된다. 식후 30분에 가볍게 산책을 하면 혈당치가 눈에 띄게 떨어지므로 지방이 연소되는 방향으로 보내진다. 가장 쉽게 살이 찌는 경우는 식사 후 달콤한 디저트를 먹고 바로 누워 자는 것이다. 식사를 해서 가뜩이나 혈당치가 상승했는데 당분을 섭취하면 혈당치는 더욱 올라간다. 게다가 바로 자버리면 에너지도 소비할 수 없으니 식후에 단것을 먹고 자는 것은 백해무익한 행위이다.

초원의 사자는 배가 부르면 드러눕는다. 그 모습은 따라하고 싶을 만큼 편해 보인다. 그러나 사자가 식후에 드러눕는 것은 우리 인간과는 정반대 의미에서 올바른 행동이다. 언제 먹고 먹힐지 모르는 동물들은 최대한 지방을 축적해둬야 하기 때문이다. 그러나 우리는 그런 걱정을 할 필요가 없다. 섣불리 사자 흉내를 내면 수명이 단축될 뿐이다.

뇌에 좋은 식생활은 고단백·저칼로리식이다. 하지만 미식을 좋아하는 우리로서는 아무리 건강을 위해서라지만 매일 수도승처럼 먹을 수는 없는 노릇이다. 따라서 미식은 금기 사항이 아니다. 다만 지나친 미식으로 건강을 해치지 않도록 식후 30분에는 몸을 움직여주자. 20분 정도 운동하는 것으로도 충분하다. 가장 좋은 운동은 적당한 산책이나 파워 트레이닝이다.

식후 30분이라고 정한 것도 이유가 있다. 음식을 먹은 직후에는 아직 위에 음식이 남아 있는 상태이므로 그때 움직이면 오히려 소화기에 부담을 준다. 그러나 30분쯤 지나면 먹은 음식이 소장으로 옮겨지므로 운동을 해도 괜찮다.

미식을 해도 근육을 만들 수 있다

미식을 하면서 살찌지 않고 근육을 키우는 방법이 또 하나 있다. 즐거운 일을 생각하며 잠을 청하는 것이다. 즐거운 생각을 하는 것도 일종의 명상이다. 그러면 뇌파가 알파파로 바뀌어 몸이 이완되기 때문이다. 이런 상태에서 잠을 자면 체내에서 성장 호르몬이 분비된다. 성장 호르몬은 깨어 있을 때도 분비되지만 소량이며 대부분은 수면 중에 분비된다. '아이는 자면서 큰다'는 말이 있는데, 잘 때는 아이뿐 아니라 성인의 몸에서도 성장 호르몬이 분비된다. 물론 성인의 경우에는 성장 호르몬이 많이 분비돼도 키가 크진 않는다. 그러나 분비된 성장 호르몬은 근육을 튼튼하게 만들어 지방을 연소하는 효과를 발휘한다.

그런데 성장 호르몬은 명상을 할 때도 분비된다. 식후에 명상을 하면 혈액이 원활하게 순환되어 근육 속의 혈액량이 증가한다. 그때 성장 호르몬이 활발하게 나오므로 운동을 하지 않고도 근육을 만들 수 있다. 물론 운동이라는 적극적인 방법도 좋지만 명상이나 수면으로 알파파 상태를 유도해도 같은 효과를 얻을 수 있다는 것이다.

흥미롭게도 알파파는 혈당치를 억제하는 힘이 있다. 혈당을 높이는 호르몬으로는 글루카곤이 있고, 낮추는 호르몬으로는 인슐린이 있다. 글루카곤이 분비되기 전에는 반드시 다른 호르몬이 먼저 분비되는데 바로 노르아드레날린과 아드레날린이다. 예를 들어, 식사를 하고 얼마 지나지 않아 어떤 일로 흥분하거나 버럭 화를 내면 노르아드레날린이 분비된다. 그러면 췌장에서 글루카곤이 나와 혈당치가 상승한다. 이런 일이 반복되면 점점 살이 찐다. 따라서 식후에는 뇌내 엔도르핀이 잘 나오는 상황을 만들어야 한다. 그러면 혈당치가 내려가고 지방이 잘 연소될 뿐 아니라 성장 호르몬이 분비되어 근육을 강화할 수도 있다.

고령화 사회에 접어들면서 노인이 건강을 지킬 수 있는 방법이

다양하게 언급되고 있다. 그중에는 '운동을 열심히 해서 몸을 단련하라'는 조언도 있는데 이것은 문제가 있다. 앞에서 말했듯이 운동은 전혀 안 해도 해롭지만 지나치게 하면 더 해롭기 때문이다. 과격한 운동은 25세까지만 하고 25세 이후에는 근육이 감소하지 않도록 해야 한다. 지방을 연소하려면 저강도 운동도 효과적이지만 뇌내 엔도르핀을 잘 분비시키는 것이 가장 효율적이다. 명상이나 기공을 통해 뇌내 엔도르핀을 원활하게 분비한다면 충분히 근육량을 유지할 수 있다.

명상은 동양의학에서 가장 앞서가는 분야이다. 명상을 습관화하면 뇌내 엔도르핀 분비량이 증가할 뿐 아니라 저장 창고도 커진다. 여기에 검소한 식사와 가벼운 운동만 덧붙인다면 효율적으로 건강을 지킬 수 있다.

뇌내 엔도르핀이 나오면 기억력도 향상된다

뇌에는 기억력을 관장하는 해마라는 부위가 있다. 뇌내 엔도르핀은 이 부위를 활성화해서 기억력을 유지시켜준다. 구체적으로 설명하자면 도파민 분비 신경, 즉 쾌감 신경이 해마를 지배하며, 뇌 내 엔도르핀을 활성화하는 신경 덩어리의 근본도 도파민 분비 신경이다.

뇌내 엔도르핀이 분비되지 않으면 머리가 나빠지는 이유는 학습과 기억을 주관하는 해마가 뇌내 엔도르핀을 지배하는 도파민 분비 신경의 지배를 받고 있는 것과 무관하지 않다. 이 신경은 최종적으로 대뇌신피질의 전두연합령과 이어져 있으므로 기억에 관해서는 해마가 중요한 역할을 한다고 할 수 있다.

시각을 예로 들어보자. 우리는 평소 많은 것을 눈으로 본다. 하지만 무엇을 봤는지 대부분은 까맣게 잊어버린다. 지하철이나 길거리에서 수없이 많은 사람을 접하지만 모르는 사람인 경우에는 그 사람의 얼굴은커녕 마주친 기억조차 깨끗이 사라져버리는 것이다. 그러나 뇌는 한 번 본 것을 결코 잊지 않는다. 그 기억을 담는 창고가 바로 해마이다. 뇌내 엔도르핀 덕분에 나중에 필요할 때 저장 창고에서 기억을 끄집어낼 수 있다.

뇌내 엔도르핀은 증폭 효과를 발휘한다. 해마에 담겨 있는 어렴풋한 기억을 마치 라디오 소리를 키우듯 증폭시켜준다. 그래서 필요에 따라 그때그때 기억을 끄집어낼 수 있다. 따라서 기억력이 좋고 나쁨은 지능보다는 뇌내 엔도르핀의 분비량으로 결정된다고 할 수 있다. 다시 말해 뇌내 엔도르핀이 원활하게 분비되지 않으면 기억력이 둔화된다는 것이다. 뇌혈관이 막히거나 뇌가 손상되어서 기억력이 쇠퇴하기도 하지만 그렇지 않더라도 뇌내 엔도르핀이 분비되지 않으면 기억력이 감소한다. 뇌내 엔도르핀이 기억력과 얼마나 밀접하게 연관되어 있는지 다음 예를 들어 살펴보기로 하자.

조로증 증세를 보이는 한 남성58세은 아직 그럴 나이가 아닌데도 심한 건망증에 시달렸다. 1분 전에 자기가 한 말을 기억하지 못할 정도였다. 알츠하이머와 비슷한 치매 증상을 보였다. 건강 진단을 해보니 비만도가 21이고 총콜레스테롤 수치도 263으로 매우 높았다. 이 환자도 우리 병원의 고정 메뉴인 식사와 운동, 명상 치료를 받았다.

낚시광인 이 환자는 낚시 이야기만 하면 눈을 반짝거렸다. 그래서 우리는 낚시에 관한 영상을 보여준 뒤 명상을 하게 했다. 그러자 예전에는 산책을 하러 나갔다가 집을 찾아오지 못해 부인이 집 전화번호를 주머니에 넣어줄 정도로 심했던 건망증이 이제는 30분 정도 산책은 아무 문제 없이 다녀올 수 있을 정도로 개선되었다. 또한 사소한 일에도 곧잘 흥분해서 가족과 다투곤 했는데 그런 증상도 없어져서 가족과 원활하게 소통할 수 있게 되었다. 완쾌되었다고 볼 수는 없지만 다른 방법이었다면 이 정도의 치료도 불가능했을 것이다.

낚시에 관한 동영상을 본 후에 그 환자는 대어를 낚은 일화를 자랑했다. 우리는 그의 이야기에 귀를 기울였다. 같은 내용을 얼마나 많이 이야기했던지 우리도 그 이야기를 선명하게 머릿속으로 떠올릴 수 있을 정도였다. 이 환자에게는 낚시 이야기가 특효약이었다. 자신이 좋아하는 낚시 이야기를 집중해서 들어주기만 했는데도 기억력이 회복되고 기분이 좋아져서 뇌내 엔도르핀이 펑펑 솟았다. 뇌파를 측정해보니 아주 낮았던 알파파의 비율도 상당히 높아졌고, 총콜레스테롤 수치는 263에서 정상 수준인 207로 떨어졌다. 그리고 비만 상태도 21에서 마이너스 3까지 내려갔다.

이렇게 증상이 개선되었지만 아무런 부작용도 나타나지 않았다. 이것이 바로 뇌내 엔도르핀의 힘이다. 인간의 뇌는 발육이 멈추는 단계부터 쇠퇴기로 들어간다. 무려 150~180억 개의 뇌세포가 하루 10만 개씩 죽어간다. 물론 여기에는 개인차가 있다. 노르아드레날린이나 아드레날린이 지속적으로 분비되면 활성산소가 빈번하게 발생해 뇌세포는 점점 빠르게 죽어간다. 그러나 뇌내 엔도르핀이 잘 분비되면 해마를 중심으로 기억과 학습에 관련된 부위가 자극을 받아서 뇌를 건강한 상태로 유지할 수 있다.

활성산소의 독을 중화하는 물질

인간은 평생 2,100만 L의 산소를 들이마신다고 한다. 이것은 우리 몸속에서 소비할 수 있는 산소량이다. 그런데 체내에서 어떤 물질을 생성할 때는 산소의 일부가 활성산소로 변한다. 고칼로리 식사도 인체에 많은 일을 시키는 행위이므로 그만큼 많은 활성산소가 발생한다. 활성산소는 적게 발생할수록 좋다. 활성산소의 발생량을 줄이려면 되도록 스트레스를 적게 받고 산소 소비량도 최소한도로 줄여야 하는데, 이것은 식사량과도 크게 관련이 있다.

산소와 마찬가지로 인간이 평생 먹는 음식의 양도 정해져 있다고 한다. 이 세상에 태어나서 죽을 때까지 먹을 수 있는 양이 저축처럼 정해져 있다는 말이다. 우리가 매일 음식을 먹는 것은 저축한 양을 조금씩 찾아 쓰는 것으로 볼 수 있다. 가령 저축액이 1억 원이라고 할 때 1년 동안 100만 원씩 먹으면 100년 뒤에 바닥이 드러나게 된다. 그런데 1년에 200만 원씩 먹으면 그 절반인 50년 만에 바닥이 드러난다. 과식은 100만 원이 아니라 200만 원씩 먹는 것에 비유할 수 있다. '가늘고 길게'가 아니라 '굵고 짧게'를 선택한 셈이다.

음식은 에너지를 얻기 위해 반드시 필요하지만 많이 먹으면 몸에 해롭다. 되도록 적은 양을 효율적으로 먹고, 이미 발생한 활성산소를 중화시켜 활성산소의 해를 최소한으로 줄여야 한다. 뇌내 엔도르핀을 분비시켜서 활성산소를 줄이는 것이 가장 좋겠지만 활성산소를 중화하는 다른 물질도 많으니 함께 알아두자. 〈그림 21〉을 보면 알 수 있듯이 활성산소를 가장 잘 중화하는 물질은 수소이다. 그래서 수소를 무공해 에너지라 부른다. 산소는 820mV밀리볼트의 플러스 전위電位를 띠지만, 수소는 마이너스 420mV밀리볼트이다. 우리 몸에는 마이너스 전위인 물질이 더 이롭다.

이제 막 태어난 아기는 대개 0에서 100mV 이내의 전위 상태인데, 나이가 들면서 점차 플러스 방향으로 이행한다. 따라서 외부에서 받아들이는 물질이 마이너스에 가까우면 그만큼 건강에 도

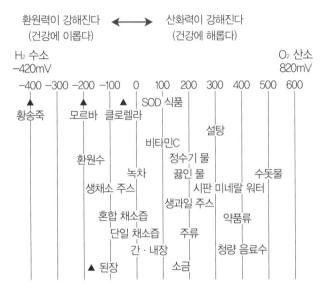

그림 21 **식품, 물 등의 산화도 · 환원도**

움이 되는 것이다.

이 그림을 보면 수돗물이 가장 플러스에 가까이 있다. 약보다 더 좋지 않다는 뜻이다. 수돗물에는 염소가 투입되어 있기 때문이다. 염소를 넣는 이유는 세균으로 오염된 물의 안전성을 확보하기 위해서인데 이것이야말로 현대인의 그릇된 인식에서 비롯된 발상이다. 세균을 죽이기 위해 염소를 넣는다는 발상은 벌레를 잡으려고 살충제를 뿌리고, 세균성 질병에는 항생제를 쓰면 된다는 대중 요법과 일맥상통한다.

당장은 효과를 볼지 모르지만 이런 방법은 한 문제를 해결하기 위해 또 다른 고질적인 문제를 발생시킨다. 항생 물질에 의존하면 끝없이 잡기 놀이를 해야 하므로 사태가 점점 악화될 뿐이다. 수돗물의 경우 염소를 넣으면 새로운 화학 반응이 일어나고, 그것이 발암 물질을 생성할 위험을 낳는다.

더욱 심각한 것은 염소를 들이붓는 수영장이다. 보건소에서 이것을 의무사항으로 규정한다는 사실이 참으로 한심스럽다. 수영 자체는 건강에 좋겠지만 지금 수준으로 염소를 투입한 물속에서 헤엄치는 것은 내가 보기에는 건강을 위하기는커녕 일부러 독을 흡수하러 가는 짓이다. 앞에서 운동선수가 보통 사람보다 수명이 짧다고 했는데, 수영 선수는 다른 운동에 비해 선수로 생활하는 기간이 비교적 짧아서 그 해를 살짝 피할 수 있을 뿐이다.

요즘에는 어린이 수영 교실도 많고 중장년층도 건강을 위해 수영을 즐긴다. 그러나 수영장 측이 지금처럼 염소를 많이 들이붓는다면 수영을 통해 얻는 플러스 효과보다 염소로 인한 마이너스 작용이 훨씬 더 클 것이다. 보건소는 위생상 염소를 투입한 물에서 수영해야 한다고 주장하지만, 예를 들어 노송나무 에센스나 자외

선 살균법으로도 얼마든지 물을 깨끗이 할 수 있다. 최근 아토피성 질환을 앓는 아이들이 늘어나는 추세이다. 살충제, 농약, 항생물질 등의 약품류와 수영장에 투입된 염소, 위험한 수돗물과 같은 것이 모두 얽히고설켜서 아이들의 건강을 해치고 있다.

수돗물은 그대로 마시지 않는 것이 좋다. 몸의 3분의 2는 물로 구성되어 있으므로 우리는 물을 매일 마셔야 한다. 그런데 질이 나쁜 물은 노화를 촉진하고 생활습관병의 원인이 되므로 가능하면 정수기로 여과한 물을 마시는 것이 좋다. 시판되는 미네랄 워터는 수돗물보다 훨씬 안전하지만 가격이 상당히 부담스럽다. 수돗물을 한 번 끓이기만 해도 꽤 안전해지므로 번거롭더라도 건강을 위해서 꼭 끓여 먹도록 하자.

콩류는 최고의 식품이다

콩류는 뇌세포를 활성화하는 데 도움이 되는 식품이다. 앞의 〈그림 21〉을 보면 된장이 마이너스 전위 200 가까이에 있는 것을 확인할 수 있는데, 콩을 가공한 식품이야말로 건강에 가장 좋다고 할 수 있다. 사찰 요리에 두부, 된장, 유부 등 대두를 가공한 식자재를 많이 쓰는 것도 그런 이유일 것이다. 단, 이때 유전자 변형 콩류는 피해야 한다.

대두는 양질의 식물성 단백질이 풍부하고 게다가 저렴하기까지 하다. 된장도 그렇지만 대두를 이용한 식품은 아미노산 균형이 아주 뛰어나서 뇌내 엔도르핀을 만드는 재료로 가장 적합하다. 이런 음식은 쌀밥과 같이 먹으면 좋다. 쌀에 부족한 아미노산은 콩에 들어 있고, 콩에 부족한 아미노산은 쌀에 들어 있으므로 서로 결점을 보완해가며 최고의 아미노산 균형을 이루기 때문이다.

예전에 미국에서 IQ가 200인 엄청난 천재가 일본에 와서 화제가 된 적이 있다. 일본계 3세인 소년의 어머니는 임신 중에 대두를 가공한 낫토를 많이 먹었으며, 소년도 어릴 적부터 매일 콩류를 섭취했다고 한다. 반드시 콩류 때문만은 아니겠지만 그 영향도 무시할 수 없을 것이다.

동물의 간이나 신장 등의 장기류 식품도 괜찮다. 닭이나 돼지, 소 등의 내장은 재료에 따라 차이는 있지만 대체로 활성산소를 물리치는 좋은 식재료이다. 녹차도 전위 0이며 클로렐라에 뒤지지 않을 정도로 좋은 식품이다.

일반적으로 식물은 태양광에 노출되어 대량의 활성산소를 발생시킨다. 요즘에는 일광욕을 즐기는 사람이 예전보다 적은 추세인데 자외선은 그만큼 생명체에 위험한 광선이다. 하지만 식물은 그 에너지를 이용해 광합성을 하므로 태양 광선을 반드시 받아야 한다. 그래서 태양 광선이 닿아도 시들지 않는 방어 기구를 만들어냈는데 그 비밀이 바로 엽록소이며, 엽록소 덩어리가 바로 클로렐라이다. 나는 오래전부터 클로렐라를 복용하고 있는데 효과가 무척 뛰어나다. 50대 중반인데도 흰머리가 없고, 나이에 비해 젊어 보인다며 깜짝 놀라는 사람이 많다.

녹차도 같은 원리에서 항산화 식품으로 추천한다. 또 녹황색 채소도 엽록소와 항산화 비타민 비타민 C·A·E을 얻을 수 있으므로 신선한 채소를 잘 조리해 먹으면 좋다. 건강식품으로는 로열젤리를 추천한다. 참고로 〈그림 21〉에 있는 황송죽은 한방약의 일종이다.

알파파를 분비시켜 기억력을 개선하는 식품

프랑스에서 한 식품을 이용해 흥미로운 실험 결과를 발표했다.

북대서양 심해 1,500~2,000m 지점에서 서식하는 '모르바 가디데 아'라는 대구의 내장에서 추출한 영양 보조 식품이었다. 이것을 먹으면 스트레스가 줄고 뇌파가 알파파로 바뀐다고 한다. 〈그림 21〉의 마이너스 전위 200 부분에 있는 모르바_{심해어}를 보면 알 수 있다. 뇌파가 알파파가 된다는 것은 뇌내 엔도르핀이 나오기 쉬운 상태라는 뜻이다. 음식을 먹기만 했는데 플러스 발상을 하거나 명상을 한 것과 같은 효과를 얻을 수 있다니, 바쁜 현대인에게는 고맙기 그지없는 존재이다.

프랑스 국립 뇌 노화 방지 연구소가 실시한 임상 실험의 개요를 간단히 소개하겠다. 이 실험은 35세부터 75세까지의 남녀 100명을 대상으로 이루어졌다. 기억력이 저하된 사람들에게 영양 보조 식품인 모르바라는 심해어 캡슐_{이하 모르바 캡슐}을 투여할 경우 기억력에 어떤 변화가 일어나는지 조사하는 것이 목적이었다. 별도로 플라시보 그룹_{비교 대상으로 삼기 위해 가짜 약을 먹인 그룹}을 만들어 60일간 매일 투약하고, 투약 전과 15일째, 60일째 세 차례에 걸쳐 기억력 테스트를 했다. 그 결과 위 연구소는 다음과 같이 보고했다.

"실험 결과 모르바는 심리적 안정과 집중력 향상에 효과가 있으며, 단기간에 기억력을 개선했다."

우리 병원도 모르바 캡슐을 사용해봤다. 위염, 간염, 췌장염 환자를 대상으로 3개월 동안 매일 모르바 캡슐을 복용하게 한 뒤 뇌파 변화를 관찰했다. 그 결과 30일이 지난 다음부터 알파파가 상승하기 시작하더니 60일, 90일 기간이 지나면서 한층 더 좋아졌다(그림 22). 이것은 모르바 캡슐이라는 식품이 명백하게 뇌의 쾌감 신경 도파민(분비) 신경을 자극하여 기분을 전환시키는 효과를 발휘한다는 것을 의미한다. 프랑스의 연구 결과에 따르면 기억력이 향상되었고, 우리 병원의 연구에서는 긴장 완화 효과를 보인 셈이다. 실제로 인간의 능력은 이완 상태에서 가장 높게 발휘된다.

아인슈타인 박사가 연구에 몰두했을 때의 뇌파를 측정한 실험

그림 22 모르바 캡슐에 따른 알파파의 변화

누계표

항목	기간	투여 전	투여 후 30일	투여 후 60일	투여 후 90일	P
질병 수		20	20	20	20	
총 시간		600초	600초	600초	600초	
알파파	달성률 점수	2.3 ± 0.7 11.2 ± 1.8	3.5 ± 0.6 15.5 ± 6.0	4.1 ± 0.5 33.4 ± 7.4	5.3 ± 0.5 32.7 ± 7.7	$P < 0.05$ $P < 0.01$
	총점	14.1 ± 1.7	20.0 ± 6.7	34.2 ± 7.7	38.7 ± 9.7	$P < 0.01$

* 대상 환자　남성/11명, 평균 연령 52.3세
　　　　　　여성/9명, 평균 연령 49.9세

결과도 있다. 계산이 원활하게 될 때는 뇌파가 알파파 상태였지만, 계산을 틀렸을 때는 즉시 베타파로 바뀌었다고 한다. 보통 뇌의 계산 기능은 좌뇌에서 이루어진다고 하지만 알파파가 나온다는 것은 우뇌가 주체인 상태임을 나타낸다. 주산 실력이 뛰어난 사람이 암산을 할 때도 뇌파는 알파파 상태를 유지한다. 이로써 인간이 고도의 사고 능력을 발휘할 때는 좌뇌가 아닌 우뇌가 사용된다는 사실을 알 수 있다. 우뇌는 선천 뇌라고도 한다. 그래서 우뇌를 잘라내면 본능적인 행동을 할 수 없다. 아무것도 모르는 신생아가 엄마 젖을 빨 수 있는 이유는 선천 뇌에 그 본능이 입력되어 있기 때문이다.

그 밖에도 다양한 예를 찾을 수 있다. 드물지만 전생의 기억이 남아 있는 사람의 경우에는 선천 뇌의 기억 파일이 의식 표면에 떠오른 것이다. 그러나 평상시에는 그런 기억을 끄집어낼 수 없다. 그 기억은 DNA와 RNA에 새겨져 있어 평소에는 의식하지 못한다. 하지만 내면의 자아는 모두 알고 있으며, 이것은 본능이나 생리적인 욕구라는 형태로 나타난다. 여기에는 저차원적인 욕구뿐 아니라 고차원적인 정보도 입력되어 있다.

선천 뇌의 기억은 쉽게 끄집어낼 수 없다. 선천 뇌의 기억을 끄집어내는 가장 쉬운 방법은 명상이나 기도이다. 아인슈타인이나 뉴턴도 번뜩이는 영감으로 위대한 법칙을 발견했다. 그런데 이 번뜩이는 영감은 뇌에 아예 없거나 기억에 전혀 없는 것이 아니다. 그렇다면 우리도 그것을 발견할 수 있지 않을까? 다시 말해 '의식 수준에서 그것을 감지할 수 있는가'가 문제인데, 기도나 명상 또는 깊은 수면은 그것을 감지하도록 도와준다. 게다가 모르바 캡슐처럼 기억력을 개선하고 집중력을 강화할 뿐만 아니라 알파파까지 분비시키는 식품이 발견된다면 더 많은 사람이 의식적으로 무의식의 세계에서 옛 기억을 끄집어내는 시대가 올지 모른다. 현재는 베타 엔도르핀 연구회라는 곳에서 모르바 캡슐에 관한 연구를 진행하고 있다.

바둑의 명인이 대국을 할 때 나오는 뇌파 역시 알파파이다. 즉, 천재란 뇌파를 쉽게 알파파로 전환해서 뇌내 엔도르핀을 끌어내는 방법을 체득한 사람이라 할 수 있다. 우리가 뇌내 엔도르핀을 더 많이 분비할 수 있다면 지금의 자신은 상상할 수 없을 만큼 뛰어난 능력을 발휘할 수 있을 것이다. 뇌내 엔도르핀은 우리를 천재의 영역까지 끌어올려 줄 뿐 아니라 질병에 대한 면역력을 강화하고 인생을 즐겁게 해준다. 이렇게 사는 사람이 많아진다면 이 세상은 그만큼 평화롭고 안전하고 풍요로워질 것이다.

스트레스가 쌓이면 어떤 일이 일어나는가?

통풍이라는 질병이 있다. 이 병은 요산치로 판단한다. 요산이 체내에 고이면 바늘처럼 뾰족한 결정체로 변해 신경을 건드리게 되는데 이는 격렬한 통증을 수반한다. 이것이 체내에 비정상적으로 증가하거나 원활하게 배설되지 않고 쌓이면 결정으로 변하고, 바람이 불기만 해도 격렬한 통증을 느끼는 통풍이라는 질환이 된다. 이것은 신장 장애나 요로 결석을 유발한다.

과도한 운동이나 강한 스트레스, 음식도 통풍의 원인이라고 한다. 통풍은 미식가가 많이 걸리는 병이기도 해서 의사들은 요산치가 높은 사람을 보면 '맛있는 음식을 삼가라'고 조언한다. 주로 육류나 어패류, 생선 내장 등에 많이 들어 있는 프린이라는 물질이 원인이다.

그런데 근래 요산이 있으면 활성산소가 맹렬하게 발생한다는 사실이 밝혀졌다. 과다 축적된 요산은 단순히 몸안에 고이는 것으로 끝나지 않고 활성산소를 발생시키고 세포를 손상시켜서 염증을 유발한다. 이런 현상이 신장에서 발생하면 소변이 잘 나오지 않게 되며, 급기야 만성 신장 장애로 발전해서 생명을 위협할 수 있다.

우리는 병에 걸리면 약을 먹는다. 머리가 아프면 두통약의 신세를 진다. 그때 우리의 의식은 약이 우리 편이라고 생각한다. 그러나 사실 약은 우리 몸에 독물과 같은 작용을 한다. 진통제를 먹을 때를 생각해보자. 진통제는 혈액 속에 들어가서 세균을 물리치는 호중구라는 백혈구를 활성화시킨다. 그러면 백혈구는 퇴치할 세균이 없는데도 활성산소를 발생시킨다.

또 위에는 헬리코박터균라는 세균이 있는데 이 세균에 백혈구가 접촉하면 활성산소가 나온다. 그러면 이 활성산소는 과산화수소로 변해서 뇌에 있는 염분과 뒤섞여 차아염소산이라는 물질을 생성한다. 차아염소산은 앞에서 우리 몸에 해롭다고 설명한 염소 가루이다. 몸에서 염소가 생성되어 체내의 요산과 결합하면 발암 물질로 변한다. 그 밖에도 체내에서 생성되는 발암 물질은 셀 수 없이 많다.

담배를 피우면 벤조피렌이라는 발암 물질이 나온다. 이 물질은 담배뿐 아니라 훈제 식품에도 들어 있다. 그리고 햄의 발색제로 사용되는 아초산염은 위 속으로 들어와서 단백질 분해 물질과 만나 나이트로소아민이라는 발암 물질을 만든다. 우리 입으로 들어가는 물질을 발암성이라는 기준으로 판단하자면 한도 끝도 없다. 이쯤에서 나는 모든 것은 활성산소로 수렴된다고 말하고 싶다. 활성산소를 발생시키는 것은 한둘이 아니다. 자연에서도 생길 정도니 일일이 찾다가는 다른 일은 아무것도 할 수 없는 지경에 이를 수 있다.

여기서 꼭 기억해야 할 것은 활성산소를 가장 많이 발생시키는 것은 스트레스라는 사실이다. 식품이나 약품도 원인이지만 가장 큰 원인은 역시 스트레스이다. 게다가 스트레스는 노르아드레날린과 아드레날린도 분비시킨다. 이 때문에 인간은 암에 걸리고 뇌혈관이 막히는 등 온갖 병에 걸려서 본래는 120세까지 살 수 있는데 겨우 80세 남짓에 생을 마감한다. 활성산소야말로 인류의 가장 큰 적이라 해도 과언이 아니다. 그리고 그 원인을 거슬러 올라가 보면 결국에는 스트레스가 자리 잡고 있다. 즉, 건강에 가장 해로운 것은 스트레스라 할 수 있다.

그렇다면 스트레스란 무엇일까? 스트레스는 생명체에 가해지는 심리적, 생리적인 왜곡을 말한다. 단순하게 표현하면 어떤 일을 '불쾌하다'고 부정적으로 받아들이는 마음이다. 불안이나 걱정, 욕구 불만이나 증오, 질투나 부러움, 열등감 등 마이너스 발상을 할 때 우리는 스트레스를 받는다. 그런데 뇌내 엔도르핀은 이 것을 피하게 해준다. 뇌내 엔도르핀이 나오면 스트레스는 마이너스로 작용하지 않는다.

스트레스에는 마이너스로 작용하는 스트레스와 플러스로 작용하는 스트레스가 있는데, 이것은 스트레스를 받아들이는 자세에 따라 결정된다. 예를 들어, 생선의 탄 부분을 먹으며 '발암 물질이라는데 괜찮을까?'라고 걱정한다면 이것은 마이너스로 작용하는 스트레스이다. 간이 비명을 지르는 모습을 상상하며 술을 마시면 당연히 간에 좋지 않다.

인간의 사고방식은 종종 습관의 지배를 받는다. 마이너스 발상을 하는 사람은 끊임없이 마이너스 사고를 하고, 플러스 발상을 하는 사람은 계속해서 플러스 사고를 한다. 플러스 사고와 마이너스 사고가 1년, 3년, 5년, 이런 식으로 꾸준히 누적되면 하늘과 땅만큼 현격한 차이로 드러난다.

예를 들어, 뇌가 완성되는 25세 즈음에 완전히 같은 신체 조건이었던 두 사람이 있다고 하자. 한 명은 '플러스 발상'을 하고 다른 한 명은 '마이너스 발상'을 하며 살다가 그 둘이 20년 뒤에 다시 만났다. 두 사람은 외모와 건강 상태, 노화 정도에서 10년은 족히 차이날 것이다. 뇌내 엔도르핀을 정복하는 자는 인생을 정복한다고 해도 과언이 아니다.

오래된 음식은 먹지 마라

근래에 밝혀진 산화 작용의 내용을 보면 산소가 양날의 검이라는 사실을 알 수 있다. 우선 산소는 우리 인간에게 없어서는 안 되는 필수 불가결한 물질이다. 인간뿐 아니라 이 지구상의 모든 생물에게 마찬가지이다.

산소는 에너지의 원천이다. 동물들은 외부에서 영양분을 얻어 몸속으로 집어넣고 산소를 이용해 그 영양분을 태워서 에너지를 얻는다. 만약 산소가 없다면 인간은 물론 지구상의 거의 모든 생물이 멸종할 것이다. 그런 의미에서 산소는 우리의 든든한 아군이라 할 수 있다.

반면 산소는 앞에서 설명한 활성산소로 변화되어 질병을 일으키고 노화를 촉진하며 급기야 생명을 앗아가기도 한다. 다음은 공기 중에서 산소가 일으키는 변화를 나열한 것이다.

① 쇠에 녹이 슨다.
② 고무가 탄력을 잃는다.
③ 버터나 식용유가 변질된다.
④ 껍질 벗긴 사과가 변색한다.

우리를 살게 해주는 산소가 왜 우리에게 독으로 작용할까? 이 점을 이해하려면 미생물의 옛 모습부터 알아야 한다. 이 지구상에 최초로 생겨난 미생물은 처음에는 산소 없이도 살 수 있었다. 오히려 산소가 있으면 살기 힘든 생명체였다. 그런데 어느 날 태양광을 이용해 에너지를 만드는 마름水草이 번식하기 시작했고, 이 수초는 노폐물로 산소를 토해내기 시작했다. 인간이 산소를 들이마시고 탄산가스를 토하는 것과 정반대 현상이다. 이렇게 마름이 산소를 토해내자 산소 없이도 잘 자라던 미생물은 산소독의 해를 입어 모두 멸종한 것으로 추정된다.

그러자 이번에는 산소를 이용하는 미생물이 등장했다. 산소를 영양분으로 삼아 살아가는 미생물을 호기성 미생물이라고 하는데, 현재 지구는 산소를 함유한 공기에 둘러싸여 있으므로 호기성 미생물 천하인 셈이다. 한편 산소가 있으면 살아갈 수 없는 혐기성 미생물은 거의 절멸하다시피 했다. 이들은 공기가 닿지 않는 깊은 땅속이나 바닷속 혹은 인간의 내장 속에서만 생명을 유지하게 되었다.

우리 몸속에도 산소를 싫어했던 미생물의 흔적이 남아 있다. 바로 세포핵이라는 부분이다. 세포핵 주변에는 에너지 발전소 역할을 하는 미토콘드리아라는 부분이 있는데, 이 미토콘드리아의 활력이 떨어지면 세포의 핵과 산소가 접촉하게 된다. 그 상태를 현미경으로 관찰해보면 핵은 산소와 닿는 즉시 소멸함을 알 수 있다. 이 현상에서도 알 수 있듯이 산소는 인간이 살아가기 위한 에너지를 만드는 데는 반드시 필요하지만 그 외의 경우에는 독으로 작용할 뿐이다.

만약 산소를 캡슐로 싸서 에너지를 만들 때만 사용하고, 그 뒤에는 공기가 없는 환경에서 살 수 있다면 아마도 인간은 몇백 년은 족히 살 수 있지 않을까? 그 정도로 산소는 생물에게 독약이나 다를 바 없다. 그 증거로 음식물도 공기에 노출되면 점점 부패한다. 고기나 생선은 산소에 닿으면 10초 단위로 상태가 나빠진다. 이것이 바로 산화인데, 산화한 음식을 먹으면 체내에 산화물이 들어간다. 이것은 녹을 체내에 집어넣는 것과 같아서 몸도 그만큼 산화가 촉진된다.

산화를 억제하는 물질을 항산화 물질이라고 하는데 비타민 C·A·E 등이 이런 작용을 한다. 채소나 허브는 스스로 산화를 막는 항산화 물질을 만듦으로 이런 식품을 먹으면 항산화 능력을 키울수 있다. 식품을 먹는 가장 좋은 방법은 갓 수확한 채소나 과일로 주스를 만들어 그 자리에서 마시는 것이다. 주스를 캔에 넣으면 아무리 잘 저장해도 어느 정도의 산화를 피할 수 없다.

초밥을 만들기 위해 미리 횟감을 썰어서 준비하면 그 단면에서 산화가 진행된다. 사치스러운 소리라 하겠지만 초밥을 먹을 때마다 즉석에서 잘라서 만들어 먹는 것이 가장 좋다. 즉석에서 만든 초밥과 배달 온 초밥은 신선도 면에서 현격한 차이가 난다.

우리는 식생활에 있어서 무엇을 얼마만큼 먹을지에 초점을 맞추는 경향이 많은데, 사실 더 중요한 것은 식재료가 얼마나 신선한가이다. 신선함이라는 관점에서 볼 때는 기름을 사용한 가공식품을 주의해야 한다. 가공식품의 경우 거의 식물성 기름을 사용하는데 식물성 기름은 분자 구조가 불안정한 상태로 체내에 들어가서 역시 분자 구조가 불안정한 활성산소와 쉽게 섞인다. 양자가 결합하면 과산화지질이라는 녹 성분으로 변환되어 노화와 생활습관병을 촉진한다.

열심히 일한 사람이 퇴직 후 생활습관병에 걸리는 이유

식사가 건강과 젊음을 지켜주는 열쇠라는 점은 이제 누구나 아는 사실이 되었으며, 이를 지키기 위해 노력하는 사람도 많아졌다. 고령화 사회가 되었다지만 건강하지 않으면 늘어난 수명만큼 인생을 즐길 수가 없기 때문이다. 그러나 한편으로 암, 심장병, 뇌혈관 질환 등의 3대 생활습관병은 여전히 흔한 질병으로 많은 이들의 인생에 먹구름을 드리운다. 여기에 최근에는 뇌의 노화와 치매까지 걱정해야 한다. 아직 거기까지 걱정할 나이는 아니라도 서서히 젊음이 사라지고 있다고 느끼는 사람도 적지 않다. 한창 일할 나이에 생활습관병으로 직장을 그만두거나 열심히 일하던 회사원이 정년퇴직을 하자 갑자기 쇠약해지는 일도 쉽게 볼 수 있다.

WHO는 일에 대해 재미있는 실험을 했는데 건강하고 활기차게 일할 수 있는 사람에게 일을 하지 못하게 한 것이다. 그들에게는 식사와 돈, 시간이 충분히 제공되었다. 즉, 일은 하지 않고 실컷 놀게 한 것이다. 그러자 그들에게 생활습관병에 걸릴 징조가 나타났다.

WHO의 실험을 통해 밝혀진 바와 같이 일하는 것은 오히려 건강에 좋다. 일을 좋아하고 거기에서 보람을 느끼는 사람에게는 열심히 일하는 과정 자체가 뇌내 엔도르핀을 분비하게 하는 원동력이다. 일하고 싶은 사람에게 일을 하지 못하게 하면 그 사람은 중성지방이 증가하거나 혈당치가 상승하면서 쉽게 질병 위험권에 들게 된다. 의학적인 관점에서 볼 때도 정년퇴직을 한 뒤 치매나 병에 걸리는 것은 수긍이 가는 현상이다.

정말 무서운 것은 지금 우리 사회는 정도의 차이는 있지만 정년퇴직한 사람에게 WHO가 했던 실험과 같은 환경을 자동적으로 조성해준다는 것이다. 60세는 아직 활발하게 활동할 수 있는 나이이다. 그런데도 '이제 그만해도 됩니다. 고생하셨어요'라며 억지로 일을 빼앗아버린다. 돈도 연금이라는 형태로 일정액을 지급한다. 요즘 세상에는 돈만 있으면 먹고 사는 것을 걱정할 필요가 없다. 오히려 굶어 죽기가 더 어렵다. WHO의 실험 결과를 보면 이런 환경에 처한 사람은 어이없을 정도로 쉽게 생활습관병의 징후를 보인다. 현재 우리 사회에도 그와 똑같은 일이 벌어지고 있다.

건강과 장수는 병행한다. 유일한 예외는 의료 기술이 발달하여 식물인간을 살려두는 것뿐이다. 이 경우를 제외하면 건강과 장수는 대부분 같은 의미로 볼 수 있다. 그런데도 지금 사회는 한창 일할 수 있는 60세 나이에 아주 쉽게 병에 걸리게 만든다. 이대로라면 앞으로는 장수국이라는 이름이 무색해질 것이다. 통계적으로 평균 수명이 계속 늘어나 장수국의 지위를 유지한다고 해도 그것은 억지로 수명만 늘린 결과이다. 나는 그런 사태가 일어나지 않기를 바란다. 아마도 모든 사람이 그렇게 생각할 것이다. 정부는 국가 시책이나 법률 문제를 떠나 국민 개개인이 바라는 바를 충족시켜줘야 한다.

앞에서 매슬로의 욕구 단계 이론을 설명했는데 인간에게는 다양한 욕구가 있다. 그 욕구에는 순위가 있으며 낮은 단계의 욕구가 해결되어야만 다음 단계 욕구로 발전할 수 있다. 각자가 원하는 욕구 단계가 다른 만큼 그것을 통틀어 관리한다는 것은 사실상 불가능하다. 일정한 환경을 조성하고 각자 노력하게 하는 수밖에 없다. 그렇다면 요즘 사람들은 어떤 욕구를 갖고 있을까? 건강 분야로 좁혀서 생각하면 다음과 같다.

① 젊음과 아름다움을 유지하고 싶다.

② 치매를 예방하고 싶다.

③ 오래 살고 싶다.

④ 기억력을 유지하고 싶다.

⑤ 노화 속도를 늦추고 싶다.

⑥ 오랫동안 일하고 싶다.

⑦ 피로를 풀고 싶다.

⑧ 생활습관병을 피하고 싶다.

⑨ 살을 빼고 싶다.

⑩ 스트레스를 해소하고 싶다.

⑪ 편안하게 있고 싶다.

⑫ 정력을 유지하고 싶다.

대략 이런 내용일 것이다. 이 욕구들을 전부 이룰 수 있다면 즐겁고 활력이 넘치는 인생을 살 수 있다. 활력이 넘치는 사람이 많아져야 사회 전체에 활력을 불어넣을 수 있다.

식생활을 통해 뇌를 활성화하는
세 가지 포인트

병은 개인의 육체에 일어나는 현상이라는 것이 기존의 병에 대한 견해였다. 그러나 스트레스에 관한 연구에서 병이 인간의 마음과 깊이 관련되어 있다는 사실이 밝혀졌다. 인간의 마음은 개인의 내면뿐 아니라 사회와 시대의 영향을 받는다. 따라서 사회 환경은 그 시대를 사는 사람들의 건강에 매우 큰 영향을 미친다고 할 수 있다.

의사가 한 사람의 육체를 진찰해서 피를 뽑거나 심전도로 측정한 후에 그 수치만을 기준으로 건강을 판단해서는 진정으로 건강한 사회를 만들 수 없다. 그 사람이 어떤 사회 이념을 갖고 가정과 사회에서 어떤 위치에 있는지를 파악해야만 그 사람의 진정한 건강 상태를 파악할 수 있다. 몸이라는 하나의 개체만을 가지고 해석하면 '지금'은 알 수 있어도 '미래'는 알 수가 없다는 뜻이다. 사회와 몸과 마음, 이 세 가지가 조화를 이루지 못한다면 진정한 건강이라 할 수 없다. '병은 마음에서'라는 옛말에 나오는 '마음'은 사회가 만들어내는 것이며, 그 시대의 환경에 따라 달라진다.

의료가 질병에 집중하는 시대는 끝났다. 앞으로는 병에 걸리지 않게 하는 것, 즉 예방에 중점을 두어야 한다. 병을 예방하려면 영양 보충, 적당한 운동, 스트레스 해소가 필수적이다. 스트레스를 중화하는 것은 긴장 완화, 다시 말해 명상이다. 또 운동을 통해 근육을 만들고 그 근육이 쇠퇴하지 않게 해야 한다. 식사와 영양이라는 측면에서는 다음 세 가지를 지켜야 한다.

① 양질의 단백질을 섭취한다.
② 혈관이 막히는 것을 예방한다.
③ 활성산소를 중화한다.

식생활을 통해 뇌의 건강을 지키려면 이 세 가지를 지켜야 한다. 우선 ①의 중요성을 살펴보자. 앞에서도 말했듯이 뇌내 엔도르핀은 단백질로 구성된다. 그런데 이 단백질은 아미노산이 사슬처럼 엮여 만들어지는 물질이므로 반드시 아미노산이 필요하다.

아미노산은 20종이 있는데 그중 8종은 필수 아미노산이므로 외부에서 섭취해야만 한다. 나머지 12종은 체내에서 합성된다. 여기서 가장 중요한 것은 양질의 단백질을 매일 충분히 섭취해야 한다는 사실이다. 그렇지 않으면 뇌는 쉽게 지쳐버린다. 다시 말해 젊은 나이에 치매에 걸리거나 죽게 되는 것이다.

그러나 뇌세포가 망가지는 정도는 사람에 따라 다르다. 뇌세포를 활성화하면 망가지는 세포 수가 현저하게 감소한다. 여기서 뇌세포가 죽느냐 사느냐에 가장 중요한 역할을 하는 것이 바로 뇌내 엔도르핀이므로 뇌에 충분한 영양을 공급할 수 있게 해야 한다.

뇌내 엔도르핀은 20여 종이 밝혀졌는데 그중에서 중요한 역할을 하는 것은 타이로신이라는 아미노산이다. 타이로신은 아미노산 한 개로 이루어진 아주 단순한 물질이지만 마약 모르핀과 흡사하며 작용도 거의 같다. 그러나 자연계에 존재하는 모르핀처럼 의존성이나 부작용이 없다. 바로 이 타이로신이 뇌내 엔도르핀에서 매우 중요한 역할을 한다.

단백질은 지방처럼 한꺼번에 많이 먹어둘 수 없으므로 필수 아미노산이 풍부한 음식을 매일 충분히 먹어야 한다. 구체적으로 살펴보면 육류와 어류, 콩류가 가장 좋은 단백질의 원천이다. 타이로신 자체는 필수 아미노산이 아니지만, 뇌내 엔도르핀은 타이로신만으로 형성되지는 않으므로 다양한 아미노산을 골고루 섭취해야 한다.

②는 혈관이 막히지 않도록 해야 한다. 제2의 심장이라 불리는 근육이 그 역할을 한다는 것은 앞에서도 이미 이야기했다. 그러나 물질은 대부분 음식을 통해 몸속으로 들어오므로 음식을 먹는 방법도 생각해야 한다.

지방은 혈관을 막히게 하는 주범이다. 하지만 한편으로 지방은 음식 맛을 돋우는 작용을 하므로 인간은 저도 모르게 지방이 많은 음식을 찾는다. 그렇다면 지방을 어떤 식으로 섭취해야 할까? 지방 자체를 피하는 식사법보다는 총 섭취 칼로리를 낮추는 것이 좋다. 지방을 아예 먹지 않으면 음식 맛이 떨어져서 먹는 즐거움을 빼앗기기 때문이다. 저칼로리식은 옛날부터 식사를 할 때 지켜야 할 법칙으로 알려져 왔다. 이 법칙은 예외 없이 언제 어디에서나 중요하다.

반면 과식은 젊음과 건강을 해치는 최대의 적이다. 왜 과식을 하면 안 될까? 지방은 혈관에 축적되려는 성질을 지니고 있기 때문이다. 지방은 먼저 혈관에 고이고 그 다음 간장과 피하 순으로 고인다. 이렇게 축적되는 지방의 특성 때문에 우리는 몸을 움직여서 지방을 연소시켜야 한다. 이때 되도록 가벼운 운동을 하는 것이 좋다는 사실은 이미 2장에서 설명한 바 있다.

③은 활성산소를 중화하는 대책으로서 식사를 통해 항산화 물질이 많이 들어 있는 음식을 먹어야 한다. 항산화 물질은 산화를 억제시켜주는 물질을 말하며 비타민 C·A·E 등이 이에 해당한다. 그 밖에도 녹차나 참깨, 녹황색 채소나 각종 식물, 어패류 등에서도 새로운 항산화 물질이 발견되고 있다.

또 하나는 체내에서 합성되는 활성산소를 중화하는 SOD를 생성하는 재료를 섭취하는 것이다. SOD는 효소, 즉 단백질이므로 여기서도 단백질을 충분히 섭취하는 것이 중요하다. 또한 식사 과정에서 철분, 아연, 셀레늄 등 미량의 미네랄을 충분히 섭취해야 체내 SOD를 원활하게 생성할 수 있다.

몸을 녹슬게 하는 성질을 가진 기름, 특히 식물성 기름은 되도록 삼가야 한다. 식물성 기름에는 불포화 지방산이 많다. 불포화 지방산은 체내에 들어가면 활성산소와 결합해서 과산화지질이라는 일종의 녹을 만들게 된다. 이 녹이 단백질과 합쳐져서 노인성 검버섯의 노화 색소를 만든다. 불포화 지방 중에는 반드시 필요한 것도 있는데 이것은 우리가 평소 생활하면서 충분히 섭취하고 있다. 지방을 함유한 식품은 물론 드레싱이나 마요네즈 같은 형태로 기름을 과다 섭취하는 것도 반드시 피하자.

체내에서 에너지가 필요할 때는 활성산소가 필연적으로 발생한다. 이것은 어쩔 수 없는 일이다. 그뿐 아니라 활성산소는 자연계에서도 발생한다. 저기압이 되면 공기 중에서 다량의 활성산소가 발생해서 지병이 있는 사람의 증상을 악화시키기도 한다. 원래 대기에는 0.2%의 활성산소가 자연적으로 존재한다. 즉, 활성산소는 자연재해와 같은 존재이며 생활 양식에 따라 다소 차이는 있어도 우리가 살아 있는 한 절대 피할 수 없다. 따라서 그 독을 중화하는 것이 중요한데 이를 위해서는 무엇을 먹고 얼마나 먹을 것인지에 큰 의미를 두어야 한다.

3장 요약 정리

- 고칼로리 식사를 하면 단백질이든 탄수화물이든 간에 남은 영양소는 모두 지방으로 전환된다.

- 뇌를 위해서는 고단백질이 꼭 필요하다. 그러나 지방은 혈관을 막아서 생활습관병을 유발하기 때문에 저지방·저칼로리 식사를 해야 한다.

- 쾌적한 수면을 취하면 체내에서 성장 호르몬이 분비된다. 성장 호르몬은 수면 중에 근육을 강화한다.

- 식후에 흥분하면 노르아드레날린이 나온다. 그 후 췌장에서 글루카곤이라는 호르몬이 나와 혈당치가 상승한다.

- 기억력을 관장하는 뇌 속의 해마는 도파민(분비) 신경에 의해 지배된다. 뇌내 엔도르핀을 활성화하는 신경 덩어리의 근본도 도파민(분비) 신경이다.

- 산소는 플러스 전위를 갖고 있지만, 수소는 마이너스 전위를 갖고 있다. 우리 몸에는 마이너스 전위인 물질이 더 이롭다.

- 수영은 건강에 좋지만, 염소 분말을 투입한 물속에서 헤엄치는 것은 일부

러 건강을 해치러 가는 짓이다.

- 수돗물은 그대로 마시지 않는 것이 좋다. 가능한 한 정수기로 여과한 물을 마시자.

- 콩류는 뇌세포를 활성화하는 데 도움이 되는 식품이다.

- 대두를 이용한 식품은 아미노산 균형이 아주 뛰어나서 뇌내 엔도르핀을 만드는 재료로 가장 적합하다. 특히 쌀밥과 같이 먹으면 좋다. 쌀에 부족한 아미노산은 콩에 들어 있고, 콩에 부족한 아미노산은 쌀에 들어 있으므로 서로 결점을 보완해가며 최고의 아미노산 균형을 이루기 때문이다.

- 신생아가 엄마 젖을 빨 수 있는 이유는 선천 뇌에 그 본능이 입력되어 있기 때문이다.

- 기억은 DNA와 RNA에 새겨져 있어 평소에는 의식하지 못하지만 내면의 자아는 모두 알고 있다. 이것은 본능이나 생리적인 욕구라는 형태로 나타난다.

- 독성인 활성산소가 발생하는 가장 큰 원인은 스트레스이다.

- 스트레스는 생명체에 가해지는 심리적, 생리적인 왜곡을 말하며 매사를 마이너스로 받아들일 때 발생한다. 불안이나 걱정, 욕구 불만이나 증오, 질투나 부러움, 열등감 등의 마이너스 발상은 스트레스의 근원이 된다.

- 뇌내 엔도르핀이 분비되면 스트레스가 마이너스로 작용하지 않는다.

- 일하고 싶은 사람에게 일을 하지 못하게 하면 그 사람은 중성지방이 증가하거나 혈당치가 상승하면서 쉽게 질병 위험권에 들어간다. 정년퇴직을 한 뒤에 치매나 병에 쉽게 걸리는 것은 일을 빼앗긴 결과라 할 수 있다.

- 뇌내 엔도르핀을 분비하는 식생활은 다음과 같다.

  ① 양질의 단백질(아미노산)을 섭취한다.

  ② 혈관이 막히는 것을 예방한다.

  ③ 활성산소를 중화한다.

뇌가 젊으면
125세까지 살 수 있다

지금까지 간과되어온 뇌 건강 | 인간이 병에 걸리는 것이야말로 비정상이다 | 오래 사는 사람들은 '끙끙 앓지 않는다' | 의사는 세 가지 무기 중 약과 메스만 사용하고 있다 | 언제나 플러스 발상을 하는 방법 | 병에 걸리지 않게 하는 것이 목적 | 우뇌를 많이 사용하면 알파파 상태를 만들 수 있다 | 뇌내 혁명은 삶의 즐거움을 발견하는 것

4장 | 뇌가 젊으면 125세까지 살 수 있다

지금까지 간과되어온 뇌 건강

평균 수명이 약 80세에 이르자 사람들은 '요즘 사람들은 오래 살게 되었다'고 말한다. 그러나 인간의 수명은 본래 더 길었다. 100세는 아무것도 아니고 120세에서 125세까지도 살 수 있었다. 이것이 생물의 본래 수명이므로 인간은 지금도 일찍 죽는 것이나 다름없다.

종종 개나 고양이의 수명은 어느 정도인지, 말은 몇 살까지 살 수 있는지 묻는다. 수명이란 그런 식으로 계산을 해서 나온 한계 수명을 가리키며 인간의 한계 수명은 아무리 보수적으로 잡아도 100세 이하로 떨어질 수가 없다. 동양의학에는 '160세설說'이라는 말도 있으며,《신선도》같은 책에는 장수에 관한 이야기가 많이 나오지만 뚜렷한 근거는 없다. 일본만 해도 100세 이상의 노인이 5천여 명이나 있다 ※ 일본 후생노동성의 조사에 따르면 전국의 100세 이상 노인이 6만 1,568명을 기록했다. 마이니치 신문. 그러나 이것을 초超장수로 볼 수는 없다. 이런 사람들은 인간 본래의 수명을 살고 있는 것뿐이다.

그렇다면 인간의 수명이 125세라는 근거는 어디에서 나왔을까? 이것은 뇌가 계속 성장하는 시기를 토대로 도출한 수치이다. 인간의 뇌는 대개 25세까지 성장한다. 뇌의 성장 시기의 5배를 수명으로 잡으므로 25에 5를 곱하면 125라는 수치가 나온다. 모든 척추동물에게 적용되는 공식이다. 우리 집안에는 109세, 107세, 102세 등 수명이 100세를 넘긴 사람이 세 명이나 되는데 아직 110세를 넘긴 사람은 없다. 나는 올해로 55세인데 110세라는 선을 넘는 데 도전하고 싶다. 지금의 학문 수준을 보면 이 선은 충분히 넘길 수 있을 것이다.

그런데 왜 인간은 일찍 죽을까? 평균 수명의 수치는 사고사나 영유아 사망도 포함하므로 보통 사람의 실제 수명보다는 낮게 잡힌다. 이를 감안해 실제로는 100세를 넘기는 사람이 늘어났다고 해도 아직 5천 명 정도이며, 이는 결코 많다고 할 수 없다. 수명을 단축시키는 어떤 원인이 있다는 말이다.

현재로서는 생활 양식을 그 원인으로 추정한다. 그중에서도 식생활이 중요한 비중을 차지한다. 과식이나 편식, 화학 물질의 영향 등으로 수명이 단축된다는 것이다. 밤샘이나 밤낮이 바뀐 생활도 바이오리듬을 망가뜨리고, 운동 부족은 몸을 녹슬게 한다. 그러나 이런 일은 매일같이 일어난다.

가장 중요한 것은 뇌이다. 뇌만 건강하고 근육이 어느 정도 붙어 있으면 100세가 넘어도 원기 왕성하게 활동할 수 있다. 뇌를 염두에 두지 않으면 아무리 몸을 단련하고 음식을 가려서 먹어도 오래 살 수 없다. 하지만 지금까지는 뇌를 단련하는 방법을 알 수가 없었다. 장수하기 위해서는 머리를 써야 한다. 다시 말해 플러스 발상을 해야 한다. 플러스 발상을 하면 뇌내 엔도르핀이 나온다. 뇌내 엔도르핀이 나오면 뇌세포가 활성화된다. 이런 방식을 생활화한다면 항상 젊음을 유지하고 생활습관병과 인연이 없는 삶을 살 수 있다.

장수를 막는 최대 요인은 생활습관병이다. 의료 기술이 이만큼이나 발전했지만 생활습관병은 좀처럼 줄지 않고 있다. 이것은 사실 당연한 일이다. 감염증에 대처하는 것과 같은 방법론으로는 큰 치료 효과를 기대할 수 없다. 생활습관병의 원인은 80~90%가 스트레스, 즉 마음의 문제와 관련이 있다. 하지만 서양의학은 병이

난 국소에만 눈길을 주고 정작 중요한 마음을 치료하는 일에 소홀했다. 이것은 어떻게 보면 이해할 수 있는 일이다. 서양의학에서는 병변 부위는 얼마든지 정확하게 파악할 수 있지만, 마음을 판단할 방법은 없었기 때문이다.

하지만 이제는 그것이 가능해졌다. 뇌생리학이 발달함에 따라 마음의 변화 중 상당 부분을 물질로 해명할 수 있게 되었다. 뇌내 엔도르핀이 원활하게 분비되는 방식으로 생활하면 젊음을 유지하고 생활습관병과 거리가 먼 삶을 살 수 있다는 사실이 밝혀졌다. 인간이 사고하는 방식에 따라 뇌내에서 변화가 발생하고, 그 변화를 관찰하면 그 사람이 건강한 상태로 살아갈지, 얼마 안 가 어떤 병에 걸릴지를 예측할 수 있다.

그런데 현대 의학은 이 점을 잘 알면서도 아직도 아픈 부위에만 초점을 맞추어 치료한다. 위에 염증이 생기면 염증을 치료하는 약을 준다. 그 약은 염증은 가라앉히지만 다른 부작용이 있다는 사실을 알면서도 말이다. 암이 생기면 환부를 도려내거나 방사선 치료로 태운다. 하지만 암이 생긴 이유를 이해하고 그 원인을 제거하지 않으면 암은 당연히 재발한다.

그것을 알면서도 태도를 바꾸지 않는 것은 지금의 병원은 환자만 상대하는 시스템이기 때문이다. 건강한 사람은 병원에 가지 않는다. 병에 걸린 사람만이 병원을 찾는다. 반면 사람을 건강하게 만드는 피트니스 시설 등에는 환자가 갈 수 없다. 그곳에는 병에 걸리기 일보 직전인 사람도 없다. 건강한 젊은이들이 몸을 단련할 뿐이다.

나이가 들면서 몸이 점점 쇠약해지는 것은 그 누구도 막을 수 없는 현상이다. 고령화 사회인 지금 정말 필요한 것은 그런 사람들을 병에 걸리게 하지 않는다는 발상과 그들을 받아들이는 적절한 시설이다. 병을 치료하러 오는 것이 아니라 미병인 사람들이 편안하게 지낼 수 있는 시설. 그런 시설에서 '이렇게 하면 병에 걸리지 않는다'는 생활 지도를 하면 건강에 관한 문제가 자연스럽게 해결될 것이고, 인간에게 주어진 한계 수명인 125세까지 살 수 있을 것이다.

인간이 병에 걸리는 것이야말로 비정상이다

오늘날 사람들은 대부분 병으로 죽어간다. 나이를 먹으면 당연히 병에 걸리기 마련이라고 인식할 정도로 병은 우리와 친근한 존재가 되었다. 의료 기관은 환자를 구제하기 위해 존재하지만 의료 행위가 이렇게 발달했는데도 환자가 줄기는커녕 더욱 늘어나는 추세이다.

인간의 몸은 원래 병들지 않은 건강한 몸으로 한계 수명까지 살 수 있다. 그런데도 왜 병에 걸리는 사람이 점점 많아질까? 왜 난치병이 증가할까? 그 원인은 크게 두 가지로 나눌 수 있다.

하나는 '병에 걸리는 것이 비정상'이라는 인식이 없기 때문이다. 오히려 나이를 먹으면 병에 걸리는 게 당연하다고 생각한다. 이것은 서양의학의 발달이 초래한 웃지 못할 결과이다. 옛날에는 '404병'이라는 말로 병의 수를 나타냈다. 그런데 이제는 의사도 기억하지 못할 정도로 병의 종류가 많아졌다. 이것은 국소, 즉 각각의 장기에만 집중하는 의학이 초래한 심각한 폐해이다. 장기별 의학에서는 병의 가짓수만큼 치료법도 많아진다. 게다가 그 치료법은 국소의 병을 치료하는 데만 집중하므로 그 병은 낫지만 또 다른 병을 유발하는 경우가 태반이다.

　이런 상태가 된 것은 의사뿐 아니라 일반인들도 '병에 걸리는 것은 비정상'이라는 인식이 희박하기 때문이다. 심리학 분야에서 최근에 밝혀진 중요한 사실은 '인간은 자신이 사고하는 방향으로 변하는 존재'라는 것이다. 이런 논리에서 보면 많은 사람이 '병에 걸리는 게 당연하다'고 생각하기 때문에 병의 가짓수나 환자의 수가 점점 증가한다고 말할 수 있다.

　앞에서도 이야기했지만 동양의학은 '병에 걸리지 않게 하는' 것을 염두에 두고 사람을 대한다. 동양의학이 이렇게 사고하는 배경에는 '인간은 본래 건강하게 살 수 있는 존재'라는 건강관이 깔려 있다. 나는 병에 대해 동양의학에 근거를 두고 생각하므로 동료 의사들과 종종 논쟁을 벌인다. 그들은 '의학은 정말 훌륭하다'고 생각한다. '병으로 고통받는 사람을 낫게 해주기 때문'이다. 물론 그것도 의미 있는 일이다. 하지만 왜 병에 걸렸을까? 그 동료는 병이 난 이유에 대해서는 생각하지 않는다. 그것은 의사가 개입할 문제가 아니며, 의사는 병만 고치면 된다고 생각하기 때문이다. 바로 이것이 서양의학의 사고방식이다.

　사회적 분위기도 이 생각을 부추긴다. 병에 걸리지 않는 방법을 미리 알려줘서 병을 예방하면 병원을 찾는 사람이 감소해 의사는 점점 먹고살기 힘들어질 것이다. 그러면 곤란하다. 더 나쁜 것은 치료 방식이다. 병이 든 그 부위만 빠르게 치료하려 하고 몸 전체를 살피지 않는다. 그래서 암세포는 없앴지만 환자는 죽게 되는 말도 안 되는 일이 발생하기도 한다. 즉, 병을 고치는 일과 환자가 건강을 되찾는 일이 항상 일치하진 않는다. 이런 일이 일어나는 것도 '병에 걸리는 것은 비정상'이라는 인식이 없기 때문이다. 이 인식이 바뀌지 않는 한 병도, 환자도, 의료비도 결코 감소하지 않을 것이다.

생물계에서 인간만큼 병치레를 많이 하는 동물은 없다. 동물은 의사가 없어도 종족을 보존하며 번영한다. 그렇다고 해서 자연계의 동물들이 질병에 대해 아무 대책 없이 살아간다는 말은 아니다. 그들은 자신의 뇌에 새겨진 본능에 따라 자연계에서 유익한 것을 집어넣고 유해한 것을 배제하며 살아간다. 몸속에 갖춰진 자연 치유력과 체내 제약 공장을 백 퍼센트 발휘하기만 하면 된다.

이렇듯 기본적으로 변하지 않는 삶의 방식, 즉 우리 몸에 갖춰진 생명력을 살리려는 것이 동양의학의 사고방식인데 그것은 어느새 낡고 진부한 생각으로 간주되었다. 그 원리를 논리적으로 설명할 수 없었기 때문이다. 경혈에 침을 놓으면 왜 아픔을 느끼지 않을까? 경혈을 자극한 것뿐인데 왜 병이 낫는 것일까? 이런 의문점을 과학적으로 설명할 수 없었기 때문에 동양의학은 과학의 토대 위에 쌓아올린 서양의학의 방법론에 늘 우위를 빼앗길 수밖에 없었다. 하지만 이제 그 이유를 설명할 수 있게 되었다. 음양이나 나쁜 기라는 것은 전위였고 활성산소였으며 호르몬이었다. 동양의학의 원리를 이렇게 물질적으로 설명할 수 있게 되자 생활습관병 계통의 질병을 고치는 데는 서양의학보다 동양의학이 더 큰 효과를 발휘한다는 사실을 입증할 수 있게 되었다.

병이 늘어나는 두 번째 이유는 지난 200~300년 동안 인간이 해온 행위와 관련이 있다. 특히 지난 100년 동안의 영향이 크다. 상징적으로 말한다면 벌레나 세균이 자라지 못하는 환경에서는 인간도 살 수 없다. 농약을 쳐서 곤충이나 작은 동물, 세균을 죽여서 겉보기에는 싱싱하고 먹음직스러운 채소와 과일을 만들었지만 이것은 완전히 잘못된 일이었다. 여기에서 파생된 부작용의 한 예로 요즘 유행하는 아토피를 들 수 있다. 아토피는 항상균恒常菌과 공존할 수 없을 때 나타난다. 인간의 피부에는 좋은 균과 나쁜 균이 살고 있는데 양자가 공존하면서 피부를 지켰다. 그런데 그 균형이 깨졌을 때 아토피 증상이 일어난다.

장내에도 100여 종 이상의 균이 서식하며 인간과 공존한다. 공존하는 것은 서로 해로운 점과 이로운 점을 주고받으면서 이른바 떼려야 뗄 수 없는 관계를 유지하는 것이다. 그러나 국소 치료에 집중한 약물이나 화학 물질이 섞인 음식, 음료수가 공존을 위한 균형을 무너뜨렸다. 우리는 작은 동물이나 곤충, 미생물이 살지 못하는 토양에서 자란 것을 먹어서는 안 된다. 곤충이나 세균, 동물들과 먹을 것을 두고 쟁탈전을 벌이는 환경이 오히려 더 안전하다. 다행히 최근에는 그런 환경을 되찾으려고 노력하는 사람이 늘고 있다. 같은 이유로 식재료는 되도록 유기농 제품을 섭취하도록 해야 한다.

이미 여러 번 말했지만 인간은 원래 건강한 상태로 120세 이상 살 수 있게 설계되어 있다. 간이라는 장기는 80%까지 잘라내도 생명에 지장이 없다. 그만큼 뛰어난 수용 능력을 갖고 있다. 그렇게 건강체로 태어난 인간이 한계 수명인 125년을 살지 못하는 가장 큰 원인 중 하나는 잘못된 건강관이다. 인간은 원래 건강하게 살 수 있는 존재이며, 필요한 것은 모두 몸속에 이미 갖추어져 있다는 점을 분명히 기억하자.

오래 사는 사람들은 '끙끙 앓지 않는다'

하지만 그렇다고 해서 완전히 자기 마음대로 살면 장수하기 어렵다. 오래 살려면 세 가지를 유의해야 한다고 앞에서 설명했다. 그 세 가지에 관해 좀 더 자세히 살펴보기로 하자.

첫 번째로 식사를 들 수 있다. 이 점을 동양의학에서는 '의식동원醫食同源'이라는 말로 표현했다. 여기서 '의醫'는 치료를 뜻하지 않는다. 치료라는 의미로 해석하면 '병에 잘 듣는 음식이 있다'고 해석해야 하는데 그것이 아니라 이 말은 '먹는 것이 곧 치료'라는 뜻이다. 다시 말해 그릇된 식생활을 하면 건강을 해치고, 올바른 식생활을 하면 병에 걸리지 않는다는 말이다. 올바른 식사법이란 고단백·저칼로리 식사를 말한다.

식생활이 건강의 열쇠라는 사실은 누구나 알고 있지만 무엇을, 얼마나, 어떻게 먹어야 하는지는 대부분 잘 모른다. 앞에서 사찰 요리를 참고할 만하다고 했는데 사람은 각자 처한 상황이 다르다. 요산치가 높은 사람도 있고 당뇨기가 있는 사람도 있으며 간이 약한 사람도 있다. 그러므로 건강한 사람은 물론이고 질병에 걸릴 위험권에 들어 있는 사람도 자신의 신체적 특성에 맞는 식생활을 해야 한다. 개개인에 맞는 식생활 지도가 필요하다는 말이다. 하지만 일반적으로 그 점을 지도하는 사람은 거의 없다. 병에 걸리면 여러 처방을 내리지만 미병 단계인 사람에게 '이런 식으로 식사하라'고 적절한 조언을 해주는 사람이 없다는 것이다. 우리 병원에서는 운동법을 비롯해 환자 개개인의 건강 상태에 맞춘 메뉴를 준비해두었다.

나는 직업상 때때로 100세를 넘긴 사람도 만나게 되는데 그들의 식생활을 참고해도 좋을 듯하다. 첫째로 그들은 음식을 가리지 않고 무엇이나 잘 먹는다. 둘째는 식사량을 정량의 80% 정도로 조절한다. 셋째는 동물성 식품뿐 아니라 채소도 많이 먹는다. 마지막으로 몸을 많이 움직인다. 그 밖에 동물성 지방뿐 아니라 식물성 지방도 과다 섭취하지 않도록 해야 한다. 식물성 기름에는 불포화 지방산이 많아서 체내에서 활성산소와 결합하여 몸을 녹슬게 하고 세포막을 손상시킨다. 식물성 기름은 특별히 섭취해야 할 이유가 없으므로 가급적 먹지 않는 것이 좋다.

일식이나 한식과 양식을 비교하면 일식이나 한식이 훨씬 건강에 좋다. 이것은 내가 동양인이어서가 아니라 생활습관병을 예방하는 식단은 양식보다 일식과 한식이 훨씬 뛰어나다. 염분을 줄이고 양질의 단백질을 섭취하도록 의식적으로 노력한다면 일식과 한식은 최고의 장수식이다.

　장수하는 두 번째 조건은 혈관이 막히지 않도록 하는 것이다. 모든 노화는 혈관에서 시작한다. 당뇨병이나 통풍, 고혈압이나 동맥경화도 결국은 혈관 막힘으로 인해 생기는 병이다. 혈관이 막히지 않게 하는 방법에는 두 가지가 있는데, 하나는 근육이 감소하지 않게 하는 것이다. 근육은 심장과 마찬가지로 혈액 흐름을 원활하게 하는 기능이 있다. 그러므로 근육이 약해지면 혈액 흐름이 그만큼 나빠진다. 이것이 혈관 막힘 현상과 관계가 있다는 사실은 이미 앞에서 설명했다.

　또 하나는 지방이 혈관을 막히게 한다는 점이다. 콜레스테롤이나 중성지방은 혈관에 쉽게 고이는 성질이 있다. 이것이 연소되면 큰 문제가 없지만 지방은 근육 속에서만 연소된다. 그러므로 지방을 연소시키기 위해서라도 근육을 단련해야 한다.

　나이가 들면 아무래도 운동량이 감소한다. 그러나 이것을 꼭 나쁘다만 볼 수는 없다. 나이 많은 사람이 과격한 운동을 하면 활성산소의 해를 입을 가능성이 커지기 때문이다. 따라서 나이가 들수록 운동량이 감소하는 현상은 자연의 섭리라고 할 수 있다. 그러나 인간도 동물이므로 계속해서 몸을 움직여야 한다. 움직이지 못하는 동물은 죽는다. 현대인은 움직이지 못한다고 해서 죽지는 않지만 그래도 결정적인 마이너스 요인으로 작용하는 것만은 분명하다.

평소대로 자연스럽게 활동하면 젊었을 때 만들어둔 근육이 별로 감소하지 않는다. 근육량을 유지하면 혈액 순환도 원활하게 이루어진다. 생활습관병이 증가하는 원인 중에는 경제 발전에 따라 교통수단이 늘어나면서 많이 움직일 필요가 없게 된 것도 있다.

장수하기 위한 세 번째 조건은 뇌를 활성화하는 것이다. 인간의 모든 활동은 뇌의 지시로 이루어진다. 즉, 우리는 뇌가 있기에 살수 있다. 뇌가 쇠퇴하는 것은 몸이 쇠퇴하는 것으로 직결된다. 하지만 지금까지는 그릇된 방법으로 뇌를 사용해왔다. '머리를 쓰라'고 하지만 실제로 어떻게 사용하라는 것인지 몰랐던 것이다.

건강과 장수에 도움이 되는 뇌 활용법은 플러스 발상이다. 세계 어디를 가도 오래 사는 사람들에게는 공통점이 있다. 그것은 '끙끙 앓지 않는' 능력이다. 이것이 바로 플러스 발상이며 그게 가능한 사람은 뇌내 엔도르핀을 원활하게 분비시킨다. 모든 일을 긍정적으로 생각해서 뇌내 엔도르핀을 많이 분비시킨다면 누구나 건강하게 오래 살 수 있을 것이다. 뇌파의 알파파가 분비되는 상태로 그것을 판단하는데 뇌파를 알파파 상태로 만들려면 기분 좋은 일, 즐겁고 가슴 설레는 일을 생각하거나 행동으로 옮기는 것이 가장 좋다.

바쁜 일상에 쫓겨 그런 기회를 갖지 못하는 사람에게 좋은 방법을 하나 알려주겠다. 아무리 바쁜 사람이라도 하루 한 번은 잠을 자기 마련이다. 바로 이때를 활용한다. 현실에서의 일상이 어떤 상태이든 잠들기 전에 자신의 꿈이나 소망, 계획을 떠올리자. 또는 즐거웠던 추억에 젖어보는 것도 좋다. 편안한 기분으로 잠들면 뇌세포가 활성화할 뿐 아니라 근육이 자극을 받아 운동을 한 것과 동일한 효과를 얻을 수 있다.

심한 스트레스를 받아서 그 생각이 머릿속에서 떠나지 않더라도 일단 무조건 플러스 발상을 해보자. 처음에는 힘들겠지만 점차 익숙해질 것이다. 이것이 건강과 장수의 문제로 직결된다는 사실을 항상 명심해야 한다. 물론 오래 산다고 해서 모든 문제가 해결되는 것은 아니다. 건강한 몸으로 치매에 걸리지 않고 오래 살기를 원할 것이다. 올바른 식사와 근육 유지, 플러스 발상을 하는 것에 집중하면 얼마든지 가능한 일이다.

고령화 사회에 접어들면서 그 실상이 점차 구체적으로 드러나고 있다. 사회적 약자가 된 노인을 젊은 노동력이 떠받쳐주어야 하는 것이 우리가 직면한 현실이다. 그래서 많은 이들이 '고령화 사회는 힘든 사회'라고들 말한다. 하지만 반드시 그렇다고만 볼 수는 없다. 오히려 경험이 풍부한 인생 선배로서 노인은 아직 사회에 필요한 존재이다. 체력이 요구되는 일은 젊은이에게 넘겨주고, 고령자는 경험을 살리는 일을 맡으면 된다.

의사는 세 가지 무기 중 약과 메스만 사용하고 있다

이 세상에는 병에 걸려 고통받는 사람도 있지만 너무 건강해서 인생을 낭비하는 사람도 많다. 꽤 나이가 들었는데도 다른 사람들이 놀랄 정도로 건강하고 정력적이다. 그런 몸으로 무엇을 하는가 하면 열심히 돈을 벌고 사회적 지위를 쌓으며 명예를 탐한다. 물론 그 행위 자체는 비난받을 일이 아니다.

그러나 그 사람이 산속에서 조난당한다면 어떻게 될까? 자신이 죽을힘을 다해 손에 넣은 것들이 그곳에서는 아무짝에도 쓸모가 없다는 사실을 깨달을 것이다. 돈이나 명예가 목숨보다 중요하다고 생각하는 사람도 있겠지만 그것이 통용되는 사회는 생각보다 적다. 산에서 수표 뒷면에 서명해봤자 정작 받을 사람이 없다. 남보다 열 배, 백 배 더 많이 돈을 번다고 해서 음식을 백 배 더 많이 먹는 것도 아니다. 역시 열 배, 백 배를 더 오래 사는 것도 아니다.

성공한 사람일수록 고독하게 살기 쉽다. 주위에 마음을 터놓고 이야기할 사람이 없기 때문이다. 오로지 회사에 충성하며 일만 해온 직장인도 정년퇴직이 가까워지면 '이런 식으로 계속 살아도 되는 걸까?' 하고 자신을 되돌아보게 된다. 그런 의문을 느끼는 것은 진정으로 채워진 삶을 살지 못했기 때문이다.

그런 삶을 사는 것이 허무하다고 말하진 않겠다. 다만 어딘가에서 발상을 전환해야 한다. 세상이 그만큼 많이 변했기 때문이다. 매슬로의 욕구 단계 이론으로 설명하자면, 세계대전 후 우리는 1단계 욕구를 충족시키는 단계에서 시작해 '안전과 소속의 욕구'도 충족했고, 현재는 '인정받고 싶어 하는 욕구'에서 '자아실현의 욕구'로 전환하는 단계이다. 더 이상 '내가 잘되고 회사가 잘된다면'이라고 생각하며 만족할 수 없는 것이다.

남과 경쟁해서 돈이나 지위, 명예를 획득한다. 그 모습을 보며 세상이 박수갈채를 보낸다. 이런 아메리칸 드림 같은 것은 이제 옛날이야기이다. 남을 짓밟고 자기 이익만 추구하는 방식은 더는 통용되지 않는 사회가 되었다. 인류는 공생 법칙이 확립되어야 멸망하지 않고 생존할 수 있기 때문이다. 지금의 환경 파괴 행위도 결국 자기 발등을 찍는 짓이나 다름없다. 그러나 인간은 건강할 때나 성공을 거두고 있을 당시에는 좀처럼 그 사실을 깨닫지 못한다.

콧대가 하늘을 찌를 때는 남이 하는 말 따위가 귀에 들어오지 않는 법이다. 또 반대로 실의의 나락에 떨어져 있을 때도 그렇다. 큰 병을 얻어 죽음에 관한 체험을 할 때도 그렇다. 그러나 역경을 딛고 일어서면 기존의 사고는 백팔십도 달라진다. 그런 의미에서는 병도 그렇게 나쁜 것만은 아니다. 순풍에 돛단 격으로 잘나가던 인생도 큰 병을 얻으면 생사의 갈림길에서 헤매게 된다. 그 순간 정신이 번쩍 든다. 그 시점이 언제냐가 문제이다. 죽음의 병상에서 뉘우친다면 이미 늦다. 가능하면 더 빨리 깨우치는 것이 좋다.

너무 건강해서 인생을 낭비하는 사람은 하루 종일 전깃불이 켜진 양계장에서 계속 알을 낳는 닭과 흡사하다. 그 닭은 머지않아 알을 못 낳게 되고 결국 닭고기로 팔리는 몸이 된다. 사회적으로 성공한 사람 중 어이없이 일찍 세상을 뜨는 사람이 많은데 이것 역시 그런 사례 가운데 하나이다.

이것은 내 인생이니 어떻게 살든 내 마음이라는 사람도 있다. 그러나 내가 아는 한 자기 멋대로 살아온 사람도 건강하게 오래 살고 싶고, 세상과 사람들에게 도움이 되고 싶다는 생각을 할 때가 있다. 그때 나는 그 사람에게 뇌내 엔도르핀 이야기를 해준다. 건강한 사람은 처음에는 내 말에 귀를 기울이지 않지만 어떤 계기가 생기면 내 말을 경청한다. 이런 때 나는 의사가 된 것을 고맙게 생각한다. 그 사람이 병에 걸릴 확률을 현저하게 줄여줄 수 있기 때문이다.

의사에게는 세 가지 무기가 있다고 한다. 약과 메스와 대화이다. 지금의 의료는 약과 메스에만 의지하지만 병은 대화로도 치료할 수 있다. 대화로 치료하는 것은 당사자의 자연 치유력을 끌어내는 것이므로 의사로서 가장 자부심을 느낄 만한 방법이다.

태극권을 배울 때는 흡기와 호기에 주의하라고 한다. 숨을 들이쉬고 바로 내뱉는 것은 좋지 않다고 생각하기 때문이다. 그래서 숨을 들이마신 후에는 내뱉는 동작을 잠시 멈추게 한다. 그러면 혈관이 확장해서 대사 작용이 좋아진다. 내뱉을 때는 가슴속 혈관이 확장되지만 그 밖의 부분은 수축된다. 따라서 숨을 멈추었을 때가 가장 균형 잡힌 상태이다. 바로 그때 나쁜 기가 빠져나간다. 무도를 하는 사람도 이 호흡법을 적용한다.

기공도 동양의학의 중요한 요소인데 태극권을 기공이라고 인식하는 사람도 있다. 물론 태극권도 기공의 일종이라고 할 수 있다. 하지만 태극권만이 기공은 아니다. 기공이란 범위가 넓은 개념이며 태극권이나 다른 무도, 명상도 모두 기공에 해당한다.

자신이라는 존재를 어떻게 받아들이는가, 이른바 무엇에도 속박되지 않는 이완 상태에서 인생을 생각하는 것이 기공이다. 그러므로 내가 원하는 대로 몸을 움직이는 것도 기공이고, 즐거운 생각을 하면서 길을 걷는 것도 기공이다. 이 세상과 다른 사람을 위해 살 방법을 생각하는 것도 기공이고, 사랑하는 아내와 함께 산책하는 것도 기공이다. 자연계의 에너지 리듬에 맞추어 뇌내 호르몬의 균형을 조정하는 것은 모두 기공이라 할 수 있다.

언제나 플러스 발상을 하는 방법

뇌내 엔도르핀을 분비하는 최상의 조건은 플러스 발상을 하는 것이다. 하지만 실제로 플러스 발상은 말처럼 쉽지 않다. 인생은 성공보다는 실패, 즐거운 일보다는 힘든 일이 더 많기 때문이다. 즐거울 때 플러스 발상을 하기는 쉽다. 문제는 실패했을 때나 괴로운 상황일 때 어떻게 플러스 발상을 할 수 있는가이다. 이것은 뇌내 혁명을 하는 데 있어 대단히 중요한 문제이다.

플러스 발상의 진수는 도저히 플러스로 생각할 수 없는 일을 플러스 발상으로 생각하는 데 있다. 바로 그것이 뇌내 혁명의 관건이다. 후나이종합연구소의 후나이 유키오 회장은 사랑하는 가족과 사별하더라고 하늘을 원망하지 말고 내게 일어난 모든 일을 최선의 상황으로 받아들이라고 권한다. 평범한 인간은 좀처럼 도달하기 힘든 경지이다. 그러나 마이너스 발상밖에 하지 못하는 상황에서 어떻게 플러스 발상을 할 것인지가 가장 중요한 테마이므로 이 점에 대해 잠시 짚고 넘어갈 필요가 있다.

예를 들어, 사랑하는 사람을 잃었을 때 우리는 어떻게 느낄까? 자신이 그럴 만한 일을 했다면 자업자득이라고 생각할 수도 있겠지만, 자신이나 상대방에게 잘못이 없는 경우도 얼마든지 있다. 이제 막 세상에 태어난 아기가 돌연사하면 부모의 슬픔은 말로 표현할 수 없을 것이다. 그 아이는 왜 세상에 태어났을까? 잠시 부모에게 기쁨을 주었다가 그 기쁨을 송두리째 빼앗아 비탄의 나락으로 빠뜨리기 위해 태어난 걸까? 그렇다면 정말 가혹한 일이다. 하느님도 부처님도 없느냐며 하늘을 향해 저주를 퍼붓는 부모도 있을 것이다. 하지만 저주를 해서 무엇하겠는가?

이와 비슷한 이야기가 성서의 《욥기》에 나온다. 부와 가족, 명예 등 사회적으로 무엇 하나 부족함이 없고 신앙심도 깊었던 욥. 그는 갖가지 재앙이 닥쳤을 때 한때는 하늘을 저주하지만 이윽고 자신에게는 그럴 자격이 없다는 사실을 깨닫는다. 피조물인 인간은 창조주의 의도를 알 수 없다는 것이 그 이유였다.

의학적인 관점에서 봐도 우리 몸은 아직 밝혀지지 않은 점들이 수없이 많다. 간 하나만 보아도 전체의 20%도 사용하지 않으므로 80%를 제거해도 생명에 지장이 없다. 뇌세포도 전체 180억 개 가운데 극소수만 사용한다. 또한 일반 세포에는 헤이플릭의 한계세포가 약 50회의 세포 분열을 되풀이한 후 세포 증식이 정지되고 사멸하는 것을 입증했다. 세포 분열의 한계가 있기 때문에 인간은 죽음을 맞이한다. 이 법칙은 레너드 헤이플릭 박사의 이

포이다. -옮긴이가 있다. 그런데 왜 암세포는 영양만 공급되면 영원히 살 수 있을까? 이런 의문에 대해 아직 명확한 답을 얻지 못했다.

그런데 최근 한 가지 사실은 명확하게 밝혀졌다. 그것은 바로 뇌가 우리에게 '건강하게 살아라', '성공해라', '인생을 즐겨라'라고 명한다는 것이다. 물론 인간은 자유 의지를 가지고 태어났으므로 다른 선택을 할 수도 있다. 인생을 행복하게 살고 싶어 하는 사람은 그런 방향으로 살아갈 수 있으며, 인생을 불행하게 살고 싶어 하는 사람은 그런 방향으로 살게 될 가능성이 크다. 바로 이 사실이 뇌내 엔도르핀의 발견을 통해 밝혀졌다. 다만 이를 위해서는 조건이 있다. 창조주가 의도하는 방향대로 살아야 한다는 것이다. 창조주가 의도하는 바를 거역하면 아무리 행복해지려고 발버둥쳐도 반대 방향으로 갈 것이다. 바로 노르아드레날린과 아드레날린의 세상이다.

뇌의 명령은 창조주의 명령과 같다. 그렇다면 창조주는 어떤 의도를 가지고 있을까? 의학적 견지에서 보면 자아실현을 하라는 말로 귀착된다. 그렇다면 자아실현이란 무엇일까? 매슬로 박사의 해석을 빌리면 그것은 진, 선, 미, 약동, 개성, 완전함, 필연, 완성,

질서, 단순함, 흥분, 즐거움, 자신에게 충실함 등의 개념을 말한다. 다시 말해 누가 봐도 올바르고 훌륭한 인생, 타인에게 비난받지 않고 즐겁고 충실하게 사는 인생이다. 이런 삶을 사는 것이 자아실현이며 인간으로 태어난 목적이라 할 수 있다. 훌륭한 행동을 할 때 최고의 행복과 기쁨을 느끼게 되는 이유 또한 이 때문이다.

너무 거창한 해석이라 뭔가 속았다고 생각하는 사람도 있을 수 있다. 그러나 실제로 뇌내 엔도르핀에 관련된 도파민분비 신경의 활동 유형을 살펴보면 이것이 인생의 진실이라는 사실을 다시 한 번 확인할 수 있다. 앞에서도 말했듯이 도파민분비 신경은 원뇌에 있다. 즉, 파충류나 개와 고양이에게도 있는 신경이다. 이 신경은 쾌감 신경이라고 불리며 이 부분이 자극을 받으면 기분이 좋아진다. 성행위를 할 때 느끼는 쾌감도, 식욕을 채웠을 때 느끼는 만족감도, 쾌감이라 부를 수 있는 것은 모두 이 신경세포가 자극을 받아 느끼는 것이다. 이것은 뇌내 엔도르핀의 원천이다.

단, 이 신경에는 신기한 점이 있다. 일반적으로 신경은 자극을 받는 방향이 플러스로 나가든 마이너스로 나가든 일정 정도에 도달하면 제동이 걸린다. 아무리 성욕이 강한 사람도 일단 충족되면 그 욕구를 억제하는 호르몬이 나와서 욕구가 사라진다. 앞에서 설명했듯이 이것을 음성 피드백이라고 한다. 식욕의 경우에는 글루카곤이라는 호르몬과 인슐린이 그런 관계를 형성한다.

뇌내 엔도르핀도 감마 아미노낙산이라는 억제 물질이 작용한다. 그러나 도파민분비 신경이 인간 특유의 전두연합령과 연동되어 작용할 때는 브레이크 기능을 하는 물질이 생성되지 않는다. 그 이유는 무엇일까? 즉, 인간이 진선미에 관계되거나 정의로운 행동을 할 때는 그것을 방해하는 물질이 나오지 않는다. 뇌내 엔도르핀이 무한대로 분비된다. 그런데 뇌내 엔도르핀은 마약 모르핀보다 훨씬 효력이 강하기 때문에 인간은 자아실현을 할 때 가장 강력한 쾌감을 느낀다. 나는 바로 이러한 물리적 현상에서 창조주의 목적 같은 것을 느낀다.

일반적으로 예술가의 수명이 긴 이유는 그들이 진선미에 관련된 일을 하기 때문일 것이다. 그들에게는 뇌내 엔도르핀이 끊임없이 분비되기 때문에 창작 의욕이 솟고 창작의 기쁨을 느낀다. 나이팅게일과 슈바이처가 90세까지 살 수 있었던 것도 이 세상과 인간을 위해 살았기 때문이다. 범인이 보기에는 '힘든 일투성이일 텐데 뭐가 좋아서 저렇게 할 수 있을까' 하고 의아해하겠지만 그들은 우리 생각과 달리 고도의 쾌감을 느끼며 살았을 가능성이 크다. 위인이나 현인들의 발자취를 지켜보며 '고생이 많다'고 생각하는 것은 범인의 얕은 생각일 뿐이다. 사실 그들은 남들에게는 보이지 않는 엄청난 재산을 누렸을 것이다.

이제 위인의 비밀을 알았으니 우리도 그에 따라 살아야 하지 않을까? 그것이 우리 인생을 즐겁게 만들고 젊음과 건강, 장수를 보장해준다면 당연한 일일 것이다. 이 사실이 밝혀진 것은 지금 세상이 크게 변하고 있다는 신호이며, 나는 그 신호에서 보이지 않는 어떤 존재의 의지를 느낀다.

이제까지 우리는 훌륭한 대상을 보면 우러러볼 뿐 자신이 도전해볼 용기를 내지는 못했다. 그 길이 너무 험난하고 고되어서 전혀 즐거워 보이지 않았기 때문이다. 그러나 지금은 사정이 달라졌다. 인간의 가장 큰 기쁨은 전두연합령과 도파민분비 신경을 연동시키는 것이다. 그것이 바로 매슬로 박사가 말한 자아실현이다. 자아실현을 한 인간은 '지고 체험'이라는 경지에 도달한다고 판단한 매슬로 박사의 깊은 통찰력에 놀랄 뿐이다.

병에 걸리지 않게 하는 것이 목적

나는 병원 운영 외에 건강의료원, 피트니스 클럽, 메디컬 에스테틱, 건강 호텔 등 다양한 분야에도 도전하고 있다. 문어발 경영이라고 생각하는 사람도 있지만 이것은 오해이다. 나는 '사람들이 병에 걸리지 않게 하는 것'을 지향할 뿐이다.

건강의료원은 병원과 별 차이가 없어 보이지만 기본적으로 이곳을 찾는 사람이 환자가 아니라 모두 건강한 사람들이라는 점에서 차이가 있다. 하지만 그들도 이곳을 찾을 때는 혹시 고질적인 질병이 발견되지 않을까 걱정한다. 나는 그들이 불필요한 심적 부담을 느끼지 않고 오히려 편한 마음으로 '여기 오길 잘했네'라고 생각하면서 돌아갈 수 있기를 바란다. 그래서 먼저 내부를 전통적인 구조로 꾸미고, 간호사가 아닌 전통 의상을 입은 여성이 안내를 하도록 했다. 전통 음악을 틀어주고, 검사를 마친 뒤에는 일본의 전통 코스 요리를 대접했다. 맥주도 마실 수 있다. 너무 파격적이었는지 논쟁이 벌어지기도 했다. 더욱 놀라운 사실은 다른 일반적인 병원들과 비슷한 가격대라는 점이다.

일반 종합병원에서 실시하는 검사 중에는 검사 대상자를 불안하게 만드는 것이 많다. 특히 위내시경은 검사를 받는 것 자체가 스트레스이다. 건강 진단을 하는 단계에서 병의 원인이 되는 스트레스를 받는 것이다. 이것은 건강한 사람이 좀처럼 병원을 찾지 않는 결과를 낳는다. 하지만 미병 단계에서 병의 진행을 막으려면 아프기 전에 검사를 해야 한다. 그런 이유로 병원 문턱을 낮추고자 호텔 같은 분위기를 연출한 것이다.

적자를 각오하고 시작했는데 예상 외로 예약이 모두 찼을 정도로 반응이 좋았다. 지금은 피트니스 클럽과 메디컬 에스테틱 시설도 갖추게 되었고, 앞으로는 건강 호텔도 세울 계획이다. 나는 이 시설들을 통틀어 '토탈 헬스 엔지니어링'이라 부른다.

환자만 찾아오는 병원에서는 동양의학의 장점을 충분히 살리기 어렵다. 하지만 건강의료원에서는 그 사람의 아킬레스건을 찾아 어디가 어떻게 약한지, 그 상태로 방치하면 어떻게 되는지 정확히 파악한 다음 '이대로 두면 뇌에 이상이 생길 겁니다', '심장질환에 걸릴 수 있어요', '암에 걸릴 가능성이 있습니다'라는 식으로 조언한다. 처방 내용은 식사와 운동, 명상, 여기에 메디컬 마사지로 구성된다.

일반 종합병원에서는 각종 수치를 제시하고 끝인데, 그것만으로는 전문가가 아닌 사람은 앞으로 어떻게 하라는 건지 도무지 알 수가 없다. 병에 걸리지 않게 하는 방법이 있는데도 그렇게 하지 않는 이유는 경영상 돈벌이가 안 되기 때문이며, 현재 의료보험 제도가 잘못되어 있기 때문이다. 만약 '건강한 상태를 유지하면 그만큼 보험료를 지급하는' 시스템으로 바뀐다면 의사도 미병 단계인 사람을 적극적으로 치료할 것이다.

현재의 의료 행태는 본래의 모습에서 상당히 벗어나 있다. 건강을 지키기 위해 환자가 의사에게 굽신거려야 하는 현상도 뭔가 크게 잘못되었다. 의사가 환자보다 우월하다고 생각하는 것 자체가 이상한 일이다. 동양의학에서는 의사가 환자에게 고개 숙여 사과해야 한다고 하는데, 오늘날은 거꾸로 인식되고 있다.

요즘에는 사전 동의informed consent, 환자에게 의학적 치료를 가하기 전 의사가 의료상의 진실을 환자에게 알리고 동의를 구해야 하는 것-옮긴이라는 말이 많이 등장하는데, 나는 이 말을 들을 때마다 격세지감을 느낀다. 의사가 되고 30년간 내가 해온 일이 바로 그것이기 때문이다. 처음에는 주변의 오해를 사기도 했지만, 지금에서는 내 의도를 이해하는 사람들이 많아졌다. 다행히 나는 어릴 적부터 동양의학을 배워서 그렇게 할 수 있었다. 동양의학이 전반적으로 재평가되고 있는 현 상황을 볼 때 나는 앞으로 의료 행위가 좋은 방향으로 나아가리라고 확신한다.

지금 가장 경계해야 할 점은 건강을 위해 무언가를 희생해야 한다는 생각이다. 그 전형적인 예가 약물 요법이다. 아이의 천식 발작이나 알레르기 증상의 원인은 약물 때문인 경우가 많다. 앞에서도 소개했듯이 인슐린 주사를 맞은 당뇨병 환자라도 우리 병원에 오면 인슐린도, 내복약도 필요 없다. 식이요법과 운동, 명상에 더해 메디컬 마사지를 활용하면 충분했다.

가장 좋은 것은 아예 병원 신세를 지지 않는 것이다. 일상생활에서 스스로 할 수 있는 방법을 의사가 지도하고 환자가 그것을 실천하면 생활습관병을 대부분 막을 수 있다. 생활습관병은 흐트러진 생활 양식에 기인하는 경우가 많기 때문이다. 처음에는 건강 영역권에 있던 사람도 나쁜 생활 습관을 갖고 있으면 점차 질병 영역권으로 옮겨간다. 만일 의사가 그 진행 과정을 알게 되면 그 단계에서 적절하게 처방할 수 있을 것이다. 그러나 현실적으로 이 단계에서 처방을 받는 사람은 거의 없다. 주치의가 있는 사람 정도만 처방을 받을 수 있을 뿐이다. 그런 사람들이 받는 조언도 상투적인 내용이 많다.

나는 병을 예방하는 전문의가 되고 싶다. 동양의학은 건강을 증진해서 질병을 사전에 방지하고 환자의 자연 치유력을 끌어내는 데 목적을 두고 있다. 사회 전반을 위해서는 일반 의사도 그 방향으로 생각을 전환할 필요가 있다. 의료 행위가 병든 곳만 집중하는 시대는 이제 끝났다. 앞으로는 모든 사람이 '병에 걸리지 않는' 것에 초점을 맞춰야 한다. 의사와 환자가 그렇게 합의하면 의료비도 대단히 절감할 수 있을 것이다.

우뇌를 많이 사용하면
알파파 상태를 만들 수 있다

뇌파를 관찰해보면 뇌내 엔도르핀이 나올 때는 반드시 알파파 상태를 유지한다. 알파파와 뇌내 엔도르핀은 짝꿍이라는 것을 알 수 있다. 알파파는 각성과 수면의 중간쯤의 상태에서 나온다. 잠에서 깨어나 일상생활을 할 때는 긴장 상태이므로 베타파가 나온다. 반면 깊이 잠들어 있을 때는 알파파로 바뀐다. 즉, 잠재 뇌를 활용할 수 있다는 말이다.

DNA에는 본능 외에도 선조들이 경험한 지혜와 정보가 새겨져 있다고 했는데, 그것은 모두 우뇌에 담겨 있다. 우뇌는 알파파 상태에서 활동하므로 이 잠재 뇌를 깨우려면 반드시 이완 상태를 유지해야 한다. 뇌파가 알파파 상태가 되어 베타 엔도르핀이 분비되면 자신의 내부에 잠들어 있던 재능이 눈을 뜬다. 우뇌에 저장된 기억이나 정보를 자유롭게 끌어낼 수 있으므로 평소 베타파일 때는 생각하지 못했던 재능을 발휘하는 것이다. 이것이 알파파의 최대 장점이다.

뇌파를 알파파로 만드는 방법은 좌뇌를 안정시키는 것이다. 우뇌와 좌뇌를 비교하면 평소에는 아무래도 좌뇌가 활성화되기 쉽다. 말이나 계산 논리를 관장하는 좌뇌는 말하자면 이성의 뇌이다. 사람이 잠에서 깨어나 활동할 때는 거의 좌뇌를 사용한다. 좌뇌는 태어난 이후에 받은 모든 자극을 저장한다. 그러나 반복해서 동일한 자극을 받게 되면 우뇌에 그 자극이 입력된다. 그러면 그 자극은 유전자에 새겨져 영구 보존된다.

선천적으로 그림을 잘 그린다거나 음감이 뛰어난 천재의 재능은 선조의 선천 뇌에 새겨진 것이 후손에게 나타난 것이다. 모든 사람의 선천 뇌에는 훌륭한 재능이 잠들어 있다. 우리는 그것을

'잠재 능력'이라 부른다. 그 능력을 끌어낼 수 있다면 누구나 천재가 될 수 있다.

교육은 그 사람에게 있는 가장 뛰어난 재능을 발견하는 데 집중해야 한다. 그러나 지금과 같은 획일적 교육 시스템은 그 재능의 싹을 일찌감치 잘라버린다. 지금의 교육에는 자유가 없다. 통일된 규격에 따라 평균 점수가 좋으면 되는 교육 시스템 하에서는 어느 방면에 대단히 뛰어난 재능이 있어도 다른 부문에서 뒤처지면 좋은 평가를 받지 못한다. 그런 교육은 전근대적인 기업에 도움이 되는 인간만을 길러왔다. 마치 좌뇌만을 사용해 효율적인 부품을 만드는 것과 마찬가지였다. 제2차 세계 대전이 끝나고 다시 일어서야 했던 시대에는 그것도 필요한 일이었겠지만, 지금에 와서는 백해무익한 사고방식이다.

사실은 우뇌를 잘 사용할 줄 알아야 한다. 노르아드레날린이나 아드레날린은 의식적으로 에너지를 발생해야만 분비되지만, 우뇌는 적은 에너지로도 효율적으로 도파민을 분비하기 때문이다. 사람들이 개성을 갖고 자신의 능력을 최대한 발휘할 수 있다면 이 세상은 더욱 살기 좋아질 것이다. 그렇게 하려면 뇌내 엔도르핀을 분비할 수 있는 교육, 뇌파를 알파파 상태로 만들 수 있는 교육, 우뇌를 많이 사용하는 교육을 해야 한다. 개인이 그런 상태가 되려면 어떻게 해야 할까? 근래에는 뇌파측정계를 이용해 자신의 뇌파 상태를 바로 확인할 수 있다. 이 기계로 자신의 뇌파가 어떤 때 알파파 상태가 되는지 파악한 다음, 그런 상태를 최대한 오래 지속하도록 연습하면 좋다.

또 하나는 신념을 갖는 것이다. 인간은 누구나 나름의 신이나 절대적 존재, 또는 동경하는 세상을 갖고 있기 마련이다. 우리는 그것을 '신념'이라 부른다. 신념을 가지면 사물에 휘둘리지 않고 플러스 발상도 쉽게 할 수 있다. 이 상태는 종교를 열심히 믿는 사람에게 종종 보인다. 종교에 깊이 빠지면 남들은 이해하지 못하더라도 본인은 무한한 행복을 느낀다. 모든 종교가 어느 정도 신자를 확보할 수 있는 이유는 믿음 그 자체로 뇌내 엔도르핀을 분비시킬 수 있기 때문이다. 이와 같은 상태는 종교를 통해서도 가능하지만 신념이나 사명감이 그 자리를 대체할 수도 있다. 신념을 가지면 쉽게 뇌를 통제할 수 있다. 현행 교육 제도를 비판하는 것은 이 신념을 길러주지 못하기 때문이다.

요즘 이른바 학교 폭력이나 직장 폭력이 심각한 사회 문제로 떠올랐다. 이것도 신념 없는 사회가 만들어낸 전형적인 폐해라 할 수 있다. 세상은 피해자를 과도하게 동정하고 가해자를 비난하기 바쁘지만, 내가 보기에는 가해자 역시 피해자이다. 교통사고의 가해자가 나중에 피해자보다 더 큰 피해를 입는 경우를 종종 볼 수 있다.

학교 폭력도 마찬가지이다. 친구를 공격하거나 폭력을 휘두르는 아이들의 뇌 발육 과정을 보면 정신 구조가 매슬로의 첫 번째 욕구 단계에 머물러 있는 경우가 많다. 이들에게는 안전 욕구가 아직 충족되지 않았다. 특히 마음의 안정에 대한 욕구는 거의 무방비 상태라고 할 수 있다. 누가 보아도 잘못된 행위를 되풀이하고 있다는 것이 바로 그 증거이다. 예를 들어, 남을 협박해서 돈을 갈취하는 것을 다른 사람에게 들키면 변명의 여지 없이 벌을 받을 것이다. 그런데도 그 행위를 태연하게 반복하는 것은 일종의 자살 행위라 할 수 있다.

이전 단계의 욕구를 채우기 위해 자신을 망치는 일도 서슴치 않는다. 그 욕구 자체가 그 아이들에게는 삶의 보람이기 때문이다. 그들은 자신의 존재 가치를 확인할 수 있는 삶의 의미를 갈망한다. 그러나 그 욕구가 충족되지 않아서 남을 괴롭히는 파멸적인 행위를 저지른다. 자신이 살아가야 할 모습이 보이지 않아서 어쩔 줄 모르며 초조해한다. 뇌가 좀 더 성장하면 지금 자신이 하는 짓이 얼마나 끔찍한지 깨닫게 될 것이다. 그러면 자연스럽게 안전 욕구가 충족되고, 자신에게 마이너스인 행위에 제동이 걸린다.

최근 학교 폭력이 증가하는 또 다른 배경으로 획일적인 교육 시스템을 들 수 있다. 학생들은 원하든 원치 않든 상관없이 아침부터 저녁까지 공부해야 한다. 정말 공부가 하고 싶어서 하는 학생은 극히 소수이다. 그 소수의 아이들만이 공부를 할 때 뇌내 엔도르핀이 나와서 긍정적으로 공부할 수 있다. 부모들은 걸핏하면 'ㅇㅇ를 보렴, 얼마나 열심히 공부하는지 몰라'라고 한다. 그러나 공부가 싫은 아이에게 강제로 시키면 그 결과는 불 보듯 뻔하다. 공부 때문에 스트레스를 받아 노르아드레날린과 아드레날린의 세상에 빠지고 말 것이다.

아이는 놀면서 몸을 단련하고, 친구와의 교류를 통해 사회 규범을 배우면서 어른이 될 준비를 한다. 함께 운동 경기를 하면서 '이 세상에는 정말 잘하는 사람이 많구나', '노력하면 성과를 낼 수 있어', '나쁜 녀석인 줄 알았는데 괜찮은 아이였어'라고 깨닫고, 그런 과정을 통해 배우며 성장한다. 그런데 지금의 교육 시스템에서는 절대적 가치 평가라는 기준으로 상대방보다 좋은 점수를 받는 것만이 선이고, 상대방을 발로 차서 떨어뜨리고 적대시하는 것밖에 배우지 못한다. 다시 말해 '나만 잘되면 된다'는 이기적인 사고를 하게 되는 것이다.

대체로 공부를 해서 좋은 성적을 받으면 좋은 대학을 나와 고급 공무원이 되거나 대기업에 취직하게 된다. 머릿속에 그 길밖에 없다는 것 자체가 발상이 빈약하다는 증거이다. 아이들은 추구하는 인간 유형과 인생에 대해 자유롭게 생각하는 즐거움을 완전히 빼앗기고 말았다. 이런 시대를 살아야 하는 아이들이 불쌍할 뿐이다.

한 반에 공부에 재능이 있는 아이가 한두 명은 있기 마련이다. 공부에 전혀 재능이 없는 아이도 한두 명 있다. 또 엄청나게 힘이 센 아이, 남의 기분을 맞춰주는 것을 잘하는 아이 등 다양한 방면에서 소질을 보이는 아이들이 뒤섞여 있다. 그런데 학업 성적이 좋은 아이 외에는 쓸모가 없다고 치부하는 것이 현 교육 시스템이다. 이래서는 학업 성적 이외의 재능을 가진 아이는 성장할 수 없다. '힘이 세다'는 자신의 개성을 발휘할 곳이 없기에 쇠막대기로 부모를 때리거나 살인, 강도도 서슴치 않게 된다.

이런 일이 일어나는 것은 모두 다 어른들의 책임이다. 좀 더 단계를 높여서 우리는 왜 태어났는지, 어떻게 살아야 하는지를 가르쳐주어야 한다. 그러나 사실 어른들도 그 점을 생각하지 못하며 살아왔다. 먼저 어른이 그 점에 대해 깊이 생각해봐야 한다. 반도체나 자동차를 효율적으로 만들어서 수출해 많은 돈을 버는 것도 중요하지만 이것도 이 사회를 유지하는 데 매우 중요하다.

뇌내 혁명은 삶의 즐거움을 발견하는 것

뜬금없는 말이지만 인간은 쾌감 원칙을 충실히 따르며 사는 동물이다. 뇌내 호르몬이라는 관점에서 인간을 살펴보면 오로지 뇌내 엔도르핀을 분비하기 위해 살아가는 모습이 적나라하게 드러난다. 하지만 저차원적 욕구만 채우기 위해 노력한다면 우리 인간은 파충류나 개, 고양이와 별 차이가 없는 존재로 전락하고 말 것이다. 다행히 뇌내 엔도르핀 계통과 뇌의 전두연합령은 연동되어 있다. 전두연합령에는 인간의 지혜가 응축되어 있으며, 이것과 쾌락 신경인 도파민분비 신경이 이어져 있으므로 인간은 즐겁게 높은 단계로 상승할 수 있다.

예를 들어, 어린아이가 진흙탕에 넘어졌다고 하자. 어떤 사람은 옷이 더러워져도 아이를 도와주지만 또 다른 사람은 모르는 척 지나간다. 이 경우 아이를 도와준 사람은 어떤 심리에서 그렇게 했을까? 말 그대로 자신이 진흙을 뒤집어쓰고 타인을 보살펴주는 것이므로 누가 봐도 훌륭한 행동이다. 그러나 이것은 뇌가 그런 행위를 명령했기 때문이며 그 결과 그 사람은 그만한 쾌감을 느낀다. 아이를 도와주려 하지 않았던 사람은 뇌가 그것을 원하지 않았기 때문이다. 원하지 않는 일을 의무나 책임감 때문에 억지로 하면 노르아드레날린이 나와서 결국 자신이 해를 입는 것이다.

뇌내 엔도르핀을 잘 분비할 수 있는 사람으로 요가를 하는 사람을 예로 들 수 있다. 육체를 혹독하게 단련해서 뇌내 엔도르핀을 분비하는 훈련을 계속하므로 언제 어디서나 쾌감을 느낄 수 있다. 부러운 일이지만 자진해서 배우고 싶진 않다. 뛰어난 마술사를 만났을 때처럼 경탄할 수는 있지만, 결코 정신적으로 높은 경지에 있다고 생각하진 않기 때문이다. 그들의 뇌에서 나오는 뇌내 엔도르핀도 그다지 높은 수준이라 할 수 없다. 아무리 뇌내 엔도르핀이 많이 나오더라도 신의 선물을 받지 못할 때가 있다는 말이다.

인간은 저마다 다른 사명을 띠고 태어난다. 그것이 무엇인지 자각할 때 신은 그 사람에게 뇌내 엔도르핀을 분비하게 해주고, 더할 나위 없는 충만함과 활력, 긍정적인 사고를 가능하게 한다. 자신에게 주어진 사명을 깨닫기 위해서는 DNA에게 물어야 한다. 이를 위해서는 뇌파를 알파파 상태로 만들고 마음 깊은 곳에서 울리는 속삭임에 귀를 기울여야 한다.

뇌내 혁명이란 바로 그런 것이다. 또한 삶의 즐거움을 발견하는 것이기도 하다. 자신의 사명이 무엇인지 깨달았다면 그 사람은 무한한 기쁨에 싸인 인생을 살아가게 될 것이다.

4장 요약 정리

- 인간은 125세까지 살 수 있다. 대개 뇌의 성장 기간의 5배가 척추동물의 수명이다. 인간의 경우 25세까지 뇌가 성장하므로 '25 × 5 = 125'라는 수치가 나온다.

- 인간은 병에 걸리기 위해 태어난 것이 아니다. 그런데도 병에 많이 걸리는 이유는 '병에 걸리는 것이 비정상'이라는 인식이 없기 때문이다.

- 인간의 피부에는 좋은 균과 나쁜 균이 살고 있으며, 양자가 공존하면서 피부를 지켰다. 아토피는 그 균형이 무너지면 생긴다.

- 곤충, 미생물이 살지 못하는 토양에서 자란 것을 먹어서는 안 된다. 동물들과 먹을 것을 두고 쟁탈전을 벌이는 환경이 오히려 더 안전하다.

- 플러스 발상의 진수는 좀처럼 플러스로 생각할 수 없는 상황을 플러스 발상으로 전환하는 데 있다. 예를 들어, 가족과 사별하더라도 하늘을 원망하지 않고 내게 일어난 모든 일을 최선의 상황으로 받아들이는 것이다.

- 뇌의 명령은 창조주의 명령과 같다. 창조주는 우리가 자아실현을 하길 바

란다. 그렇다면 자아실현이란 무엇일까? 매슬로 박사의 해석을 빌리면 그것은 진, 선, 미, 약동, 개성, 완전함, 필연, 완성, 질서, 단순함, 흥분, 즐거움, 자신에게 충실함 등의 개념을 말한다.

- 누가 봐도 올바르고 훌륭한 인생, 타인에게 비난받지 않고 즐겁고 충실하게 사는 인생. 이런 삶을 사는 것이 자아실현이며, 인간으로 태어난 목적이라 할 수 있다. 인간은 이때 최고의 행복과 기쁨을 느낀다.

- 선천적으로 그림을 잘 그린다거나 음감이 뛰어난 천재의 재능은 선조의 선천 뇌에 새겨진 것이 후손에게 나타난 것이다.

- 모든 사람의 선천 뇌에는 훌륭한 재능이 감추어져 있다. 그 능력을 끌어낼 수 있다면 누구나 천재가 될 수 있다.

- 알파파를 분비하려면 신념을 가져야 한다. 신념을 가지면 사물에 휘둘리지 않고 플러스 발상도 쉽게 할 수 있다.

- 인간은 쾌감 원칙을 충실히 따르며 사는 동물이다. 뇌내 호르몬이라는 관점에서 인간을 살펴보면 오로지 뇌내 엔도르핀을 분비하기 위해 살아가는 모습이 적나라하게 드러난다.

- 인간은 저마다 다른 사명을 띠고 태어난다. 그것이 무엇인지 자각할 때 신은 그 사람에게 뇌내 엔도르핀을 분비하게 해주고 더할 나위 없는 충만함과 활력, 긍정적인 사고를 가능하게 한다.

Bill Moyers,《Healing and the Mind》

JIBANANDA GHOSI,《인도 요가 교전(インドヨガ教典)》

Jo Marchant,《Cure : A Journey Into the Science of Mind Over Body》

Samuel H. Barondes,《Better Than Prozac》

덴게 시로,《저 세상의 과학》, 한언

모로오카 고지(師岡 孝次),《장수의 건강 과학(長寿の健康科学)》

사타케 류조(佐竹 隆三),《당신의 운명은 바꿀 수 있다(あなたの運命はかえられる)》

세계보건기구(WHO) 편집,《노동자의 건강 증진(労働者の健康増進)》

스티븐 록,《우리 안의 치유력(内なる治癒力)》

신자토 사토하루(新里 里春),《교류 분석과 에고그램(交流分析とエゴグラム)》

야마구치 슈겐(山口 修源),《부처님이 나타나는 메커니즘(仏陀出現

のメカニズム)》

오키 고스케,《뇌로부터 마음을 읽는다》, 전파과학사

하야시 슌이치로(林 峻一郎),《스트레스의 초상(ストレスの肖像)》

호시 게이코,《스트레스와 면역》, 전파과학사

히라야마 다케시(平山 雄),《암 예방 비타민 최전선(ガン予防ビタミ
ン最前線)》

한 권으로 읽는 상식&비상식 시리즈

우리가 몰랐던 **웃음 치료의 놀라운 기적** 후나세 슌스케 지음 | 이요셉·김채송화 옮김 | 14,500원

우리가 몰랐던 **항암제의 숨겨진 진실** 후나세 슌스케 지음 | 김하경 옮김 | 14,500원

우리가 몰랐던 **암 자연치유 10가지 비밀** 후나세 슌스케 지음 | 이정은 옮김 | 13,500원

우리가 몰랐던 **어깨 통증 치료의 놀라운 기적** 박성진 지음 | 올컬러 | 16,000원 `eBook 구매 가능`

우리가 몰랐던 **목 통증 치료의 놀라운 비밀** 박문수 지음 | 13,500원 `eBook 구매 가능`

우리가 몰랐던 **냉기제거의 놀라운 비밀** 신도 요시하루 지음 | 고선윤 옮김 | 15,000원

우리가 몰랐던 **턱관절 통증 치료의 놀라운 비밀** 로버트 업가르드 지음 | 권종진 감수 | 15,000원 `eBook 구매 가능`

우리가 몰랐던 **야채수프의 놀라운 기적** 다테이시 가즈 지음 | 예술자연농식품 감수 | 강승현 옮김 | 14,000원

우리가 몰랐던 **면역혁명의 놀라운 비밀** 아보 도오루·후나세 슌스케·기준성 지음 | 박주영 옮김 | 14,000원

우리가 몰랐던 **당뇨병 치료 생활습관의 비밀** 오비츠 료이치 외 지음 | 박선무·고선윤 옮김 | 올컬러 | 15,000원

우리가 몰랐던 **유전자 조작 식품의 비밀** 후나세 슌스케 지음 | 고선윤 옮김 | 15,000원

우리가 몰랐던 **눈이 좋아지는 하루 5분 시력 트레이닝** 로버트 마이클 카플란 지음 | 14,000원 `eBook 구매 가능`

우리가 몰랐던 **백신의 놀라운 비밀** 후나세 슌스케 지음 | 김경원 옮김 | 15,000원 `eBook 구매 가능`

한승섭 박사의 **전립선 치료 10일의 기적** 한승섭·한혁규 지음 | 15,000원

혈액을 맑게 하는 지압 동의보감 세리자와 가츠스케 지음 | 김창환·김용석 편역 | 25,000원

암 치유 면역력의 놀라운 힘 장석원 지음 | 15,000원 `eBook 구매 가능`

우리가 몰랐던 **백년 건강 동의보감** 한승섭·한혁규 지음 | 16,000원 `eBook 구매 가능`

우리가 몰랐던 **장이 좋아지는 1분 면역력의 놀라운 건강습관** 고바야시 히로유키 지음 | 박선무 감수 | 15,000원

우리가 몰랐던 **암 치료하는 면역 습관** 기준성·모리시타 게이이치 지음 | 16,000원

약, 먹으면 안 된다 후나세 슌스케 지음 | 강봉수 옮김 | 18,000원

스스로 **암 치유하는 몸** 아보 도오루·기준성·후나세 슌스케 지음 | 고선윤 옮김 | 15,000원

심장병 제대로 알면 **건강**이 보인다 이종구 지음 | 올컬러 | 16,900원

암을 이기는 **면역요법** 아보 도오루 지음 | 이균배 옮김 | 김태식 추천 | 16,800원

허리통증 운동습관 전재형 지음 | 올컬러 | 16,800원

우리가 몰랐던 **냉기제거 반신욕 놀라운 건강습관** 신도 요시하루 지음 | 고선윤 옮김 | 16,800원

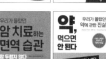
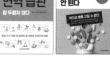

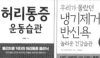

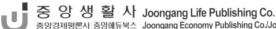

중앙 생 활 사 Joongang Life Publishing Co.
중앙경제평론사 | 중앙에듀북스 Joongang Economy Publishing Co./Joongang Edubooks Publishing Co.

중앙생활사는 건강한 생활, 행복한 삶을 일군다는 신념 아래 설립된 건강 · 실용서 전문 출판사로서
치열한 생존경쟁에 심신이 지친 현대인에게 건강과 생활의 지혜를 주는 책을 발간하고 있습니다.

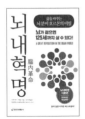

뇌내혁명 삶을 바꾸는 뇌 분비 호르몬의 비밀

초판 1쇄 발행 | 2020년 4월 22일
초판 5쇄 발행 | 2024년 3월 20일

지은이 | 하루야마 시게오(春山茂雄)
감　수 | 한설희(SeolHeui Han, M.D., Ph.D.)
옮긴이 | 오시연(SiYeon Oh)
펴낸이 | 최점옥(JeomOg Choi)
펴낸곳 | 중앙생활사(Joongang Life Publishing Co.)

대　　표 | 김용주
책임편집 | 김미화
본문디자인 | 박근영

출력 | 삼신문화　종이 | 한솔PNS　인쇄 | 삼신문화　제본 | 은정제책사

잘못된 책은 구입한 서점에서 교환해드립니다.
가격은 표지 뒷면에 있습니다.

ISBN 978-89-6141-246-9(03510)

원서명 | 脳内革命─脳から出るホルモンが生き方を変える

등록 | 1999년 1월 16일 제2-2730호
주소 | ⑂ 04590 서울시 중구 다산로20길 5(신당4동 340-128) 중앙빌딩
전화 | (02)2253-4463(代)　팩스 | (02)2253-7988
홈페이지 | www.japub.co.kr　블로그 | http://blog.naver.com/japub
네이버 스마트스토어 | https://smartstore.naver.com/jaub　이메일 | japub@naver.com
♣ 중앙생활사는 중앙경제평론사 · 중앙에듀북스와 자매회사입니다.

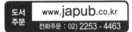

도서
주문
www.japub.co.kr
전화주문 : 02) 2253 - 4463

https://smartstore.naver.com/jaub
네이버 스마트스토어

※ 이 도서의 국립중앙도서관 출판시도서목록(CIP)은 서지정보유통지원시스템 홈페이지(http://seoji.nl.go.kr)와
국가자료공동목록시스템(http://www.nl.go.kr/kolisnet)에서 이용하실 수 있습니다.(CIP제어번호: CIP2019052801)

중앙생활사/중앙경제평론사/중앙에듀북스에서는 여러분의 소중한 원고를 기다리고 있습니다. 원고 투고는 이메일을
이용해주세요. 최선을 다해 독자들에게 사랑받는 양서로 만들어드리겠습니다. **이메일** | japub@naver.com